HYGIÈNE OCULAIRE.

Typographie de Cosson, rue du Four-Saint-Germain, 47.

HYGIÈNE OCULAIRE,

OU

CONSEILS

AUX PERSONNES DONT LES YEUX SONT FAIBLES
ET D'UNE GRANDE SENSIBILITÉ;

AVEC

DE NOUVELLES CONSIDÉRATIONS

SUR LA CAUSE DE LA MYOPIE OU VUE BASSE;

PAR J.-H. RÉVEILLÉ-PARISE,

DOCTEUR EN MÉDECINE, CHEVALIER DE LA LÉGION-D'HONNEUR;
MEMBRE DE L'ACADÉMIE ROYALE DE MÉDECINE

TROISIÈME ÉDITION

Oculus ad vitam nihil facit, ad vitam beatam nihil magis. (Boërhaave)

« L'œil ne fait rien pour la vie, mais pour la vie heureuse il n'est rien au-dessus. »

PARIS,

MÉQUIGNON-MARVIS FILS,

LIBRAIRE-ÉDITEUR,

3, rue de l'École de Médecine.

1845.

AVERTISSEMENT SUR CETTE ÉDITION.

Il y a longtemps que la seconde et dernière édition de cet ouvrage est totalement épuisée et manque dans le commerce de la librairie. On conviendra que pareille chose est loin d'annoncer de la part de l'auteur un excès d'amour-propre. Il est reconnu que tout ouvrage bien reçu du public invite ordinairement à le multiplier ; ici le contraire a eu lieu. Est-ce par indifférence? est-ce par oubli? Non sans doute; mais de nouveaux et importants travaux, des recherches dirigées sur d'autres objets, enfin des circonstances qu'il est inutile de rapporter, n'ont pas permis de réimprimer cet ouvrage.

Toutefois il faut avouer que si l'auteur semblait négliger son livre, il n'en était pas de même pour d'autres personnes : à la lettre, ce fut un pillage complet et régulier. Titre, principes, observations, préceptes, résultats, assertions, vues générales et particulières, tout a été enlevé, dépecé, morcelé, mis à contribution. Un médecin belge m'a écrit (sa lettre que j'ai conservée est un monument curieux dans ce genre) que, ne trouvant pas d'ouvrage plus convenable à son but, il avait pris *quelques phrases*, puis *quelques pages*, enfin le livre en entier, et toujours dans l'intérêt de l'humanité. Est-il de manière plus commode et plus commune de faire un ouvrage ? Il n'y a qu'à se baisser et ramasser, ouvrir un livre et copier.

Qu'on ne s'y trompe pas néanmoins, je ne me plains en aucune façon de ces plagiats multipliés, j'en fais seulement la remarque ; peut-être même faut-il s'en louer. Ils prouvent, d'une part, que l'ouvrage contenait des choses utiles et bonnes à reproduire ; de l'autre, ils ont contribué à les répandre, à les propager. En effet, quoiqu'on ait nié dans l'origine plusieurs assertions énoncées dans cette Hygiène oculaire, elles ont néanmoins prospéré, n'ayant jamais été réfutées.

Le vrai progrès ne se presse pas, il sait qui le conduit; mais aussi il ne recule jamais, car il arrive toujours à l'irréfragable logique des résultats. Or, une pareille expérience est bien différente de ce dogmatisme routinier qui se perpétue d'école en école et de livres en livres.

On peut donc assurer que le grand intervalle de temps qui sépare cette édition de la précédente a été mis à profit pour confirmer les règles établies, pour vérifier de nouveau les faits et les assertions, enfin pour assurer par de nouvelles expériences les principes, les conseils émis sur certains points.

Ainsi quelques propositions que je crois importantes, pour la conservation des yeux, sont exposées et développées dans le cours de cet ouvrage, et appuyées, depuis près de trente ans qu'a paru la première édition, par des observations toujours confirmatives des principes; car il n'y a rien de patient comme une vérité bien démontrée. Et pourtant est-ce donc sur ce point les dernières limites que l'on peut atteindre? gardons-nous de le croire. On a fait une multitude de recherches sur l'organe de la vision, on a fondé bien des doctrines de physiologie et de pathologie oculaire; combien de volumineux traités n'ont-ils pas été publiés sur cet objet? Mais l'œil est un organe si compliqué, si sensible, si délicat, qu'il reste encore une infinité de choses ignorées, une foule de problèmes dont la solution n'est pas donnée, au moins d'une manière rigoureuse, sur sa structure, sur ses fonctions et ses maladies. Les travaux entrepris de nos jours par beaucoup d'hommes de mérite contribueront sans doute à nous éclairer, à nous guider dans des applications plus fécondes; car ce qui étend la science étend l'art. En attendant, profitons de la science telle qu'elle est, avec l'espoir néanmoins de progrès ultérieurs dans une époque plus ou moins prochaine. Pascal l'a dit avec raison : « Tout ce qui se perfectionne par progrès périt aussi par progrès. »

HYGIÈNE OCULAIRE

OU

CONSEILS

AUX PERSONNES DONT LES YEUX SONT FAIBLES

ET D'UNE GRANDE SENSIBILITÉ.

CHAPITRE PREMIER.

CONSIDÉRATIONS GÉNÉRALES.

Parmi les sens dont la nature nous a fait présent, le plus important sans doute est le sens de la vue. Tous les autres, comparés à celui-là, présentent je ne sais quoi de grossier : leurs fonctions semblent plus serviles, leur sphère d'activité beaucoup plus circonscrite. Il n'en est point, en effet, qui nous procure d'impressions plus fortes, de jouissances plus étendues, de sensations plus variées. Tout ce que les cieux offrent de brillant, la terre de beauté, les arts de curieux et de varié, est du ressort de l'œil. C'est l'expansion infinie du principe sentant. Sans l'organe de la vision nous serions privés du spectacle de la nature entière; il nous lie avec tous les êtres; il étend nos rapports dans l'infini; il agrandit notre existence; enfin il semble, comme dit un ancien, que nous ne *soyons nés* que pour voir.

Non-seulement ce sens précieux fournit à l'intelligence les idées les plus vives, les plus importantes, mais elles sont aussi les plus profondément gravées dans le cerveau. On affirmerait presque que ce sont les seules qui se présentent à l'esprit quand il veut agir sur les impressions anciennement reçues. Une idée claire est un objet que l'esprit humain a devant les yeux, et le mot *idée* a pour étymologie le verbe grec qui signifie *voir* (1). Huber, ce célèbre aveugle, disait, âgé de soixante-six ans, au professeur Prévost de Genève, que dans ses songes il ne voyait que les objets qui l'avaient frappé *quand il était*

(1) « *Ante oculos errant domus, urbs et forma locorum.* »

(Ovid., *Tristium*, lib. III, eleg. IV.)

clairvoyant. En effet, qu'est-ce que penser à un objet absent? C'est se le représenter tel qu'on l'a vu et sous les formes que l'imagination lui prête. Il y a plus, c'est que le souvenir de nos sensations, en général, ne consiste que dans les images ou les représentations des objets qui ont frappé nos yeux; ce n'est même que par leur moyen qu'il est possible de se rappeler les impressions que les autres sens ont reçues des objets extérieurs. Je ne me souviens d'un concert où j'ai assisté qu'en me figurant l'endroit où il avait lieu, les instruments et les personnes qui l'ont exécuté; je ne puis penser à la saveur du sucre sans me représenter cette substance; si je m'efforce de rappeler à mon esprit l'odeur de la rose, cette belle fleur s'y peint aussitôt d'une manière nette et distincte. Luc Jordan a peint sa femme de mémoire; Holbein, l'illustre peintre, étant en Suisse, un seigneur anglais le sollicita vivement d'aller s'établir en Angleterre, ce qu'il fit *trois ans* après. Le chancelier Thomas Morus lui demanda le nom de ce seigneur; Holbein l'avait totalement oublié, mais il avait retenu ses traits. Il le peignit donc de mémoire, et le chancelier reconnut le comte *d'Arundel*.

Ainsi la vue est le sens qui a le plus de mémoire, parce que ses rapports avec l'âme sont les plus immédiats, faculté d'autant plus précieuse pour nous que les progrès de la civilisation lui sont entièrement dus. Sans la vue, l'espèce humaine perd ses plus belles prérogatives ; car ne connaître ni les couleurs, ni la lumière, ni le ciel, ni la terre, c'est véritablement être une créature d'un rang inférieur à l'homme. Supposons pour un instant une race d'hommes entièrement privés de ce sens, ils ne pourraient jamais se former en société. N'ayant que des idées confuses des objets extérieurs, et notamment de leurs semblables, comment établir des rapports, comment tracer des signes de communication? C'est donc au sens de la vue que nous devons les langues, les lois, les arts, les sciences, en un mot la société telle qu'elle existe. Un aveugle-né peut bien acquérir les connaissances des autres hommes et même les perfectionner, mais il ne pourra rien inventer de lui-même ; il n'a pas les notions que fournit le sens le plus important, que l'on pourrait appeler pour cette raison *le sens de l'invention*, comme Rousseau a qualifié l'odorat de *sens de l'imagination*. Démocrite se creva les yeux afin de méditer avec moins de distraction, pensant, dit Cicéron, que l'usage de la vue affaiblissait la pénétration de l'esprit. Peut-être cette étrange action fut-elle cause que ses concitoyens lui envoyèrent Hippocrate pour le guérir. Quoi qu'il en soit, et en supposant que l'antiquité ne soit pas menteuse, il est évident que le philosophe d'Abdère avait depuis longtemps rempli son esprit de connaissances sublimes, et toutes acquises au moyen de ses yeux.

Mais à cette faculté d'accumuler dans l'intelligence un fonds d'images et d'idées presque ineffaçables, nous pouvons en ajouter une autre non moins remarquable; les yeux ne sont-ils pas les plus fidèles interprètes des émotions du cœur? Les sentiments qui agitent, les passions qui tourmentent, les vices qui dégradent, les remords qui déchirent, tout est rendu trait pour trait, et avec la plus frappante vérité; c'est un langage qui ne trompe personne. *Lire* dans les yeux, exprime à la fois une vérité morale et des plus logiques. Un œil sans regard est un regard sans idée; au contraire, un œil vif et plein d'expression est, pour ainsi dire, l'*âme visible;* bien plus, il la prouve en la réfléchissant.

C'est donc avec raison qu'en parlant des yeux un homme célèbre s'est écrié :

> Lieux où finit le *corps* et commence l'*esprit*.

Considérez la tête d'un aveugle : quels mouvements automatiques et incertains ! Ils n'ont ni but ni précision, parce qu'ils ne sont point dirigés. D'ailleurs la figure est sans physionomie, sans beauté, sans expression ; le caractère principal manque, cette force subite de conviction qui émane des yeux, cette puissance magnétique du regard. On a même observé que le visage des personnes louches, ou qui ont la vue très courte, était moins expressif que celui des autres. Voilà sans doute pourquoi Pline leur donne l'épithète d'*hebetiores*. Buffon, dans sa brillante peinture de l'homme, s'est bien gardé d'oublier ce noble attribut des yeux. « S'il est vrai, dit-il, que la face humaine soit un tableau où viennent se peindre les sentiments doux et tumultueux, les passions orageuses ou le calme de l'âme, c'est l'œil qui en forme le trait le plus saillant et le plus essentiel. » Aussi avec quel art la nature a-t-elle construit cet organe, objet de sa prédilection ! quelles précautions, quels soins, quelle délicatesse dans les pièces qui le composent ! comme tout y est prévu, rigoureusement combiné, calculé ! La structure de cet organe est si évidemment analogue aux propriétés de la lumière, que les partisans des causes finales y puiseront toujours de solides arguments contre leurs adversaires. Une description exacte de l'œil et de ses fonctions vaut une *démonstration mathématique* de l'existence de Dieu. Mais, outre le fini de son organisation, il a été doué par la nature d'une sensibilité exquise qu'on ne remarque pas assez : tout l'irrite, tout le blesse, à l'exception de la lumière, dont l'origine est céleste ; et c'est précisément par cette inconcevable propriété qu'il nous met en rapport avec les objets les plus éloignés, même avec les astres; car, ainsi qu'on l'a remarqué, la vue est une espèce de toucher qui s'étend jusqu'aux étoiles fixes. « Notre système planétaire, dit Bernardin de Saint-Pierre, qui a plus de quinze cents millions d'étendue, ces étoiles qui sont à des distances incalculables, cette voie lactée remplie de milliards d'étoiles, toutes leurs constellations qui s'étendent depuis celle de l'Ourse jusqu'à celle de l'Éridan, et qui se déroulent peu à peu aux yeux de l'homme pour lui présenter de nouveaux objets, tout ce tableau incommensurable vient pourtant dans les ténèbres se peindre dans la rétine, qui n'a que quelques lignes d'étendue. »

Voilà le merveilleux instrument dont la nature nous a gratifiés: voyons maintenant le cas qu'on paraît en faire.

CHAPITRE II.

DE LA NÉGLIGENCE QU'ON APPORTE EN GÉNÉRAL A LA CONSERVATION DES YEUX.

—

Il n'est personne qui, ayant lu le chapitre précédent, ne convienne facilement de la vérité des faits qu'on y expose; rien de plus vrai, dira-t-on, rien de plus exact; les yeux sont tout dans notre existence. D'après cela, on s'imaginerait que les hommes n'oublient rien pour conserver intact un organe aussi délicat et aussi important que l'œil ; il n'en est rien cependant, et c'est une chose connue de quiconque examine ce qui se passe parmi nous, surtout dans une certaine classe de la société; en sorte qu'on peut dire aujourd'hui que de bons yeux sont le partage humiliant de la canaille. On évite avec soin un son qui blesse l'oreille ; l'odorat n'est flatté que par des odeurs suaves ; le goût ne veut que des saveurs douces, d'un piquant agréable, jamais âcres et brûlantes ; le toucher même ne cherche que les corps polis, les formes rondes, les surfaces adoucies : par quelle fatalité faut-il donc que la vue, d'une sensibilité bien autre que celle des autres sens, soit continuellement blessée par des excès de tout genre dans le régime ; par des lumières trop vives ou peu ménagées, souvent artificielles ; par une application sans relâche ; par des contrastes de couleurs toujours éclatantes et tranchées ; par cet amas d'objets brillants qui nous entourent et dont les reflets lumineux frappent les yeux en tout temps, en tous lieux, et dans toutes les directions? Aussi est-il constant que, depuis un siècle environ, ce sens se détériore de plus en plus, et que le nombre des aveugles va toujours croissant : les faits, les preuves et les calculs surabondent pour démontrer la vérité de cette assertion. Néanmoins tout le monde convient que, dans le chaos des misères bumaines, la cécité est une des plus cruelles, et que quiconque en est atteint a déjà fait la moitié du chemin qui conduit au tombeau. Madame du Deffant, devenue aveugle à cinquante-quatre ans, disait avec la plus triste amertume : « *Je suis plongée dans un cachot éternel.* »

Il est surtout certaines classes de la société pour lesquelles ce malheur est le plus grand de tous. Quelle privation, par exemple, que la perte de la vue pour un homme de lettres! Tout espoir de fortune, de gloire et d'honneurs ne lui est-il pas interdit! Il ne trouve pas même de compensation dans les plaisirs de l'étude; car, personne ne l'ignore, pour goûter pleinement toute la douceur du commerce des muses, il faut avoir l'esprit tranquille, le cœur pur et de bons yeux.

Ce que nous venons de dire prouve donc le besoin, l'urgente nécessité de ménager la santé de la vue. Assez communément on le veut, on le désire; mais bientôt les préceptes s'oublient, les règles fatiguent, on ne sait pas ou on ne veut pas s'ennuyer, et l'on continue sa manière de vivre habituelle. Cependant qui veut la fin veut les moyens; et si l'on savait combien il est plus facile de prévenir une maladie que de la guérir, on ne balancerait pas un instant à adopter un plan convenable d'hygiène oculaire et à le suivre avec persévérance.

Au reste, il en est de la santé des yeux comme de la santé en général, et je rappellerai ici ce que j'ai dit ailleurs à ce sujet. « La science de l'hygiène, qui apprend à estimer *la mesure des facultés*, en même temps qu'elle apprécie la nature plus ou moins nuisible des objets, n'est pas connue dans ses principes, bien moins encore dans son application, et d'ailleurs les hommes ne s'en soucient guère. Au premier coup d'œil philosophique, on croirait que, de toutes les questions qui intéressent l'espèce humaine, la plus grave, la plus importante, semble la question d'existence et de bien-être. Cependant il n'en est rien. La santé se considère comme l'intérêt général, qu'on vante, qu'on exalte et qu'on oublie presque toujours, tandis qu'il en est autrement de l'intérêt personnel le plus minime, du plus petit échec à la fortune. La santé est le premier des biens, on le dit, et on agit comme si c'en était le plus méprisable (1). »

Il faut convenir néanmoins que mille circonstances de la vie sociale mettent souvent obstacle aux soins réclamés par les yeux; différentes professions obligent même en quelque sorte de les sacrifier. Il est impossible que la vie sédentaire de plusieurs ar-

(1) *Études de l'homme* dans l'état de santé et dans l'état de maladie, 2 vol. in-8°, 1845. Chez Dentu, libraire, Palais-Royal.

tistes, leur régime ordinaire, les matières qu'ils emploient, leur position dans le travail, n'aient pas sur ces organes une influence pernicieuse. Le mineur, le vidangeur, sans cesse exposés à l'action de gaz irritants; le boulanger, le plâtrier, placés jour et nuit dans une atmosphère pulvérulente; les fourbisseurs, les bijoutiers, les joailliers, les orfèvres, les brodeurs, les verriers, les miroitiers, les cuisiniers, éprouvent tôt ou tard des affections ophthalmiques plus ou moins graves. On en sent la raison : le graveur, qui, la loupe à la main, suit les traits fins et déliés de son burin; le peintre, qui étudie journellement les effets variés des couleurs et de la lumière; l'homme d'État, l'homme de lettres, l'administrateur, dont les yeux sont continuellement fixés sur un papier éblouissant, et qui contraste si fort avec la couleur noire de l'encre, courent les mêmes dangers; enfin il est assez connu que la plupart des savants deviennent encore, sous ce rapport, victimes de leur ardeur pour l'étude. Leurs doctes veilles ne finissent que trop souvent par les priver d'un organe qu'ils n'ont pas ménagé : ils sont punis par la partie qui a péché.

Il faut bien se pénétrer de ces vérités pour mettre à profit les règles d'hygiène que le pur amour de l'humanité nous a engagé à rassembler ici. Nous avons fait un choix des plus importantes, des plus formelles et des mieux avérées. Nous osons donner leurs résultats comme *infaillibles*, et placer leur évidence sur la même ligne que l'évidence géométrique. Nous en appelons aux faits, qui sont invariables, et à l'expérience, qui ne ment jamais.

CHAPITRE III.

COMMENT LES YEUX S'AFFAIBLISSENT ; PRINCIPE FONDAMENTAL DES SOINS QU'ILS EXIGENT.

Il y a des yeux qui, fortement constitués, soit dans leurs tissus élémentaires, soit dans leur structure générale, supportent impunément de longues fatigues ; mais cette heureuse prérogative est assez rare. Il en est, au contraire, qui, originellement, sont faibles, irritables, délicats, restent ainsi pendant la vie entière ; toute application soutenue, continuée, leur est impossible ; et si, par négligence, par inattention, ou pour remplir des obligations, on s'obstine à les fatiguer, on détermine de graves accidents. Le plus ordinairement ils acquièrent ce double degré de faiblesse et d'irritabilité qui les rend incapables de tolérer une lumière vive ou une application de quelques heures. La vision ne s'exerce plus que sur des objets de forte dimension, peu éclairés, encore ne pourrait on les fixer longtemps sans éprouver de la fatigue ou de la pesanteur dans la région orbitaire.

Les cas moyens sont les plus communs; c'est-à-dire qu'on trouve le plus souvent des yeux de force médiocre, mais qui, bien ménagés, conduits avec prudence, fonctionnent jusque dans un âge avancé. Malheureusement, il n'en est point ainsi ; on voudrait deux choses absolument incompatibles, se servir de ses yeux sans restriction, sans mesure, sans ménagement, puis les conserver toujours sains, toujours bons, toujours prêts à remplir leurs fonctions, chose tout-à-fait impossible. Si vous voulez les avoir tels, ne les exposez pas à tout ce qui peut les blesser, les irriter, les fatiguer : ici, comme en toutes choses, qui veut la fin veut les moyens.

Aussi, en agissant différemment, qu'arrive-t-il? des accidents multipliés, plus ou moins graves, mais certains, assurés. Seulement, leur manifestation est différente, soit en raison des circonstances extérieures qui varient elles-mêmes, soit à cause de la conformation individuelle des yeux. Parfois se déclarent des inflammations d'une intensité très inégale, et qui se répètent dans plusieurs parties de l'œil, des cataractes plus ou moins subites, des amauroses ou gouttes sereines à tous les degrés, des névralgies oculaires plus ou moins profondes et toujours douloureuses, enfin, cette innombrable et cruelle série de maladies qui attaquent l'organe de la vision.

Toutefois, ce ne sont pas là les cas les plus fréquents. Presque toujours l'altération de l'organe est lente, insensible, quoique progressive, et l'on ne s'en aperçoit que lorsqu'elle est portée à un point qui la rend à peu près irremédiable. En effet, l'application soutenue, immodérée des yeux, entretient dans ces précieux organes une irritation sourde, un engorgement des petits vaisseaux sanguins, qui persévèrent, se maintiennent, augmentent même, et préparent les plus graves lésions, indépendamment de l'excitation nerveuse qui a lieu dans ce cas, et qui entre pour sa part dans l'affaiblissement futur de l'organe. Si l'on pouvait suivre dès l'origine une pareille action morbifique, on trouverait qu'un grand nombre de maladies oculaires remontent à ces *stimulations congestionnelles* répétées, qui, à la longue, engorgent, fatiguent les tissus, puis émoussent la sensibilité de l'organe. Qui n'a pas entendu bien des personnes dire, quoique encore jeunes : *Ma vue s'affaiblit, mes yeux ne sont plus ce qu'ils étaient il y a peu d'années?* On voit ici comment et pourquoi s'est opéré ce fatal changement.

Un des points les plus importants est donc de bien se persuader que l'œil demande pour sa conservation des soins assidus, et que le premier, le plus important de tous, est la modération dans son usage. Cette observation s'adresse surtout aux personnes qui passent les jours et les nuits à étudier ou à travailler sur des objets brillants. On ne saurait croire, par exemple, à combien de jeunes gens une extrême avidité d'instruction, d'ailleurs si louable, a été fatale en portant aux yeux une atteinte tellement funeste que ces organes devenaient ensuite incapables de supporter la moindre application.

Quelque excellente que soit la vue, il ne faut jamais en abuser ; tenez cela pour certain. Vous serviriez-vous sans relâche et sans fin de l'instrument le plus grossier, fût-il de bronze et d'acier? Non, sans doute; or, pourquoi l'œil, d'une construction si fragile, aurait-il moins de prérogatives? Plus on y réfléchira, plus on sera disposé à sentir l'importance de cette remarque. Voulez-vous donc conserver vos yeux sains et intacts? *ménagez-les* : c'est l'axiome par excellence, c'est le conseil le plus simple, le plus vrai, le plus utile; c'est la première règle qu'indiquent l'art et le bon sens; ce n'est pas toutefois la mieux observée, même parmi les gens instruits. On en trouve beaucoup parmi eux de sobres, de chastes, de scrupuleux observateurs des meilleurs préceptes d'hygiène; mais ils sacrifient volontiers leurs yeux à des goûts particuliers, et préparent à leur vieillesse d'inconsolables regrets. Après la publication de *l'Esprit des lois*, les forces de Montesquieu s'affaiblirent rapidement; lui-même convint qu'il n'était plus aussi propre au travail. « Mes lectures, dit-il, m'ont affaibli les yeux, et il me semble que ce qu'il me reste encore de lumière n'est que l'aurore du jour où ils seront fermés pour toujours. »

Il faut aussi se rappeler que plus les corps sont éclairés, moins il faut prolonger l'action des yeux; car la durée totale de l'impression est d'autant plus grande que la lumière est plus vive, plus intense; elle est d'environ un dixième de seconde pour un charbon incandescent ; mais la production de la sensation se continue quelque temps même après que la cause a cessé.

Nous regardons comme impossible de déterminer d'une manière précise combien de temps les yeux peuvent être appliqués au travail ; la plus grande variété règne à cet égard parmi les hommes, depuis la vue la plus faible, hors d'état de supporter la moindre tension, jusqu'à la vue la plus solide, la plus durable. Toutefois, on peut établir en principe que les yeux sont fatigués quand on observe les principes suivants :

1° Il semble qu'on ait besoin d'approcher davantage les objets ;

2° Ces mêmes objets se brouillent, on dirait qu'un léger nuage passe devant les yeux ;

3° Le bord des paupières et même l'œil rougissent ; on y sent de la pesanteur, du picotement, quelquefois un léger écoulement de larmes ;

4° En suspendant un instant le travail, on éprouve un sentiment de bien-être tout particulier dans les yeux ; l'irritation cesse et le calme survient.

Il est évident, d'après ce que nous avons dit, que ces signes apparaissent plus ou moins promptement, en raison de la force de la vue. Or, quiconque est jaloux de la conserver en bon état doit quitter le travail aussitôt qu'ils se manifestent ; il faut alors se lever, détendre pour ainsi dire la vue, délasser les yeux en les portant sur des objets d'une couleur douce, les exercer à voir de loin, mais surtout les exposer à l'air du dehors et les calmer au moyen de lotions d'eau fraîche et pure.

CHAPITRE IV.

SOINS D'HYGIÈNE GÉNÉRALE RELATIFS A LA VUE.

—

Ce qui peut-être importe le plus à connaître pour la conservation de la vue, c'est tout ce qui sert à maintenir l'économie dans cet équilibre de fonctions qui constitue la santé. L'œil est doué d'une si grande sensibilité, il a des relations de sympathies tellement nombreuses et variées avec les autres organes, que les affections générales influent toujours plus ou moins sur ses affections. « *Ita valet corpus, sicut valent oculi*, tel est le corps, tels sont les yeux. » (HIPP.) Ces considérations ont pour but d'établir que les principaux modificateurs de l'économie agissent toujours sur les yeux d'une manière directe ou indirecte ; de là la nécessité de diriger convenablement les impressions qu'ils peuvent produire.

Voyons donc ce que l'expérience a de plus positif à ce sujet.

L'air, la température, les vents. — C'est se tromper de croire que les différentes qualités de l'air ne font aucune impression sur les yeux. Ces organes sont toujours irrités lorsqu'il contient des particules salines et muriatiques, mais surtout s'ils sont exposés à l'action du gaz ammoniacal et autres, comme il arrive aux ouvriers plongés dans les mines, à ceux qui travaillent aux fosses d'aisance ou à la préparation des matières animales. Outre ces gaz meurtriers, la chaux, le plâtre, l'arsenic, et une foule de substances de ce genre, à l'état pulvérulent, en altérant la pureté de l'atmosphère, nuisent particulièrement aux yeux.

On n'ignore pas combien la variété de température de l'air et ses vicissitudes influent sur l'économie, et par conséquent sur les yeux. Lorsqu'il est sec et vif, comme dans certains temps de l'année, ou sur les montagnes, rien de plus salubre pour l'économie. La circulation s'accélère, la chaleur augmente, la digestion se fait bien, l'esprit est gai, le corps jouit d'une espèce d'alacrité qu'on est loin d'éprouver si l'air est pesant et chargé de vapeurs. Qui n'a pas éprouvé cent fois combien dans un beau jour d'été la vue semble devenir perçante lorsque, du haut d'une colline, elle plonge sur un vaste horizon et sur une campagne agréable ?

L'air est-il trop chaud, les yeux participent bientôt de la langueur générale où tombent les fonctions vitales, parce que les organes les plus nerveux s'affaiblissent toujours les premiers.

Quand la sècheresse est jointe à la grande chaleur, les yeux, surtout quand ils sont faibles, éprouvent une irritation continuelle par l'éclat de la lumière, par la grande évaporation des larmes, enfin par la poussière qui s'élève continuellement. De pareilles causes, portées au plus haut degré d'intensité, produisent ces redoutables ophthalmies si communes en Égypte et dans les sables brûlants de l'Arabie.

Un air sec et froid, à un médiocre degré et quand il n'y a pas de neige, offre moins d'inconvénients, on remarque seulement une grande sécrétion de larmes ; mais il n'en est pas de même si l'humidité se joint au froid ; il n'y a rien qu'on doive éviter avec plus de soin. Une température froide et humide, indépendamment de ses autres effets, produit toujours des rhumes de cerveau ou coryza, des fluxions, des ophthalmies rebelles. Ce qu'il y a de certain, c'est que le temps étant froid et humide, si l'on ferme les yeux et qu'on applique sur les paupières, pendant quelque temps, une main chaude en comprimant les yeux, on éprouve un soulagement marqué mais de peu de durée. Le froid humide de l'atmosphère a quelquefois des effets épidémiques fort étendus. Beaucoup de personnes se rappellent encore l'ophthalmie catarrhale qui régna presque généralement à Paris dans l'hiver de 1803, à laquelle le peuple avait donné le nom de *cocote*.

Les vents peuvent aussi devenir nuisibles aux yeux. On connaît les terribles effets de ce vent du désert qui consume tout par sa chaleur dévorante : les yeux sont toujours, dans ce cas, les premiers affectés. Le *sirocco* des Italiens n'est pas à beaucoup près aussi dangereux, mais il fatigue beaucoup en relâchant excessivement les organes, et donne des pesanteurs de tête qui influent inévitablement sur les yeux.

Quoique le vent du nord soit sain en général, il peut, en supprimant brusquement la transpiration, occasioner des fluxions à la tête et aux yeux. Tout le monde sait que de simples courants d'air, connus sous le nom de *vents coulis*, occasionent des effets dangereux sur les yeux, notamment s'ils agissent dans un instant où la peau est excitée par la chaleur et une sueur abondante ; c'est là ce qu'on appelle un *coup d'air*, et ses effets sont toujours relatifs à la prédisposition individuelle.

Il arrive aussi que les vents ne sont nuisibles que par les corpuscules qu'ils transportent au loin. Quand on voyage dans les pays méridionaux, même de l'Europe, il n'est pas rare d'être singulièrement incommodé par une poussière fine qui s'élève dans l'atmosphère et pénètre partout. Nous avons vu dans le midi de l'Espagne, en 1811 et 1812, des colonnes entières de troupes être obligées de s'arrêter par cette seule raison. Le meilleur moyen alors pour empêcher les inflammations subséquentes et presque certaines, est de se laver sur-le-champ les yeux avec de l'eau fraîche : outre qu'on ôte ainsi les grains de poussière qui irritent la conjonctive, la fraîcheur de l'eau sert d'excellent résolutif.

Quand les yeux sont faibles et délicats, il ne faut pas les exposer tout-à-fait au grand air, ou à une lumière solaire trop vive réfléchie par la neige, par un pavé de pierres blanches, par du sable, etc. ; ces transitions subites sont toujours préjudiciables. Quoique la propriété excitante de la lumière soit hors de doute, et qu'il en résulte un effet salutaire à l'œil, il n'en est pas moins vrai que cette action doit toujours être modérée, c'est un point essentiel : l'obscurité ou un éclat trop vif sont les deux extrêmes à éviter. Au reste, ici comme ailleurs, il faut consulter l'habitude. L'action des rayons du soleil a des effets bien autrement prompts sur le citoyen des villes, toujours vivant à l'ombre, d'une grande susceptibilité nerveuse, amolli par les douceurs de la vie sociale, que sur le marin, le militaire, le laboureur, bravant sans cesse les ardeurs du soleil ou les rigueurs du froid. Plusieurs habitants d'une petite ville du Roussillon entreprirent, il y quelques années, un voyage pour faire la contrebande en Espagne. Obligés d'éviter les douanes à leur retour, ils se décidèrent à traverser le *Canigou*, haute montagne des Pyrénées alors couverte de neige. Après des fatigues inouïes en suivant des chemins à peine praticables pour les chèvres, ils parvinrent dans la plaine; mais la moitié avaient perdu la vue, et l'on observa que c'étaient presque tous les novices dans ce métier dangereux ; les autres eurent seulement de profondes gerçures au visage. Nous avons connu un jeune peintre qui, voulant un jour dessiner un site fort agréable sur les bords de la Loire, resta la tête nue au soleil environ une demi-heure ; cette imprudence lui coûta cher, car il fut frappé d'une goutte sereine à peu près complète, et ne guérit qu'au bout de plusieurs mois de traitement. Il n'est pourtant pas rare de voir des agriculteurs, des gens du peuple, rester longtemps et même dormir la tête nue aux rayons ardents du soleil sans qu'il survienne rien de fâcheux.

Aliments et boissons. — Les effets généraux que produisent sur le corps les aliments dont nous usons se manifestent aussi sur les yeux : quand ces aliments sont âcres, salés ou épicés, ils échauffent le sang et le déterminent vers la tête.

La trop grande quantité d'aliments ne nuit pas moins. Une réplétion extraordinaire de l'estomac, comprimant les vaisseaux abdominaux, fait refluer le sang vers les parties supérieures ; quelquefois il se forme une conjection sanguine à la tête, souvent la cause de grands accidents, et notamment de l'apoplexie. Après un repas copieux, la tête est lourde, pesante, le visage bouffi, coloré; il y a de l'assoupissement, et l'esprit est sans perspicacité; les yeux sont alors légèrement enflammés, humides et à fleur de tête. Rien de plus évident que de pareils excès répétés ont de graves inconvénients sur la vue, surtout quand elle est faible.

Le bon état de l'estomac influe étonnamment sur celui des yeux; c'est une chose vulgaire en médecine. Whitt parle d'une dame qui voyait trouble dès qu'elle avait quelques aigreurs dans l'estomac, et chez qui cet état se dissipait toujours par le vomissement ou par l'usage de quelques absorbants. Beaucoup de recueils de médecine citent des faits semblables.

Les hommes de cabinet et tous ceux qui mènent une vie sédentaire sont dans l'obligation plus spéciale d'observer cette règle de diététique. Le cerveau, devenu chez eux un centre d'action, réagit à son tour sur les organes des sens, mais principalement sur la vue et sur l'ouïe : de là ces névroses de la vue si fréquentes, si variées, si opiniâtres, que l'on observe chez la plupart des individus qui se livrent à l'étude avec trop d'ardeur. C'est à bon droit qu'on a recommandé à ces personnes des aliments légers et d'une très facile digestion : le corps en est plus sain, les yeux moins fatigués, et l'esprit plus actif (1).

S'il existe un abus pernicieux à la vue, c'est à coup sûr celui des liqueurs fermentées. Les bons médecins ont de tout temps regardé l'eau comme une panacée universelle, et un ancien a remarqué avec raison que les buveurs d'eau avaient la vue subtile. Il est incroyable combien, dans la pratique, nous guérissons d'ophthalmies rebelles et anciennes seulement par l'usage de l'eau, à l'intérieur comme à l'extérieur, quand les malades veulent s'astreindre à ce régime.

L'effet particulier de toutes les substances enivrantes est de déterminer un afflux de sang à la tête : or l'on s'imagine facilement qu'un organe aussi délicat que l'œil doit souffrir de l'engorgement habituel de cette partie, de ces stimulations congestionnelles dont nous avons parlé. La fréquence de la cataracte chez les Turcs n'a été attri-

(1) Voyez *Physiologie et hygiène* des hommes livrés aux travaux de l'esprit, etc. 2 vol. in-8°, 4e édition. Chez Dentu, Palais-Royal.

buée qu'à l'usage continuel qu'ils faisaient de l'opium. La douleur de tête et l'abattement qu'on éprouve le lendemain d'une débauche dénotent assez l'état d'éréthisme qui existait précédemment. La figure d'un ivrogne caractérise parfaitement les désordres que nous signalons. Toujours *rouge*, toujours *enluminée*, les joues et le nez particulièrement, gonflée et turgescente, elle a pour ainsi dire un type particulier que l'on reconnaît tout aussitôt; les yeux sont d'ailleurs pâles, abattus, sans vivacité; les paupières seules sont rouges et comme dans un état d'inflammation chronique. Nous avons vu plusieurs myopes qui avaient tout-à-fait perdu la vue par l'usage immodéré des liqueurs fortes. L'eau-de-vie, le rhum, le punch, sont particulièrement nuisibles, parce que, indépendamment de leur effet ordinaire sur la tête, ces liqueurs causent des ébranlements au genre nerveux, et des tremblements qu'un régime plus modéré peut à peine guérir dans la suite. Le vin, pris sobrement, est beaucoup moins dangereux; mais ce *luctator dolosus*, comme le nommait Plaute, n'agit pas moins sur les yeux que sur toute autre partie; il trouble la vue, occasione des nuages, des éblouissements quand on en use avec excès. C'est avec raison que les médecins le défendent sévèrement quand il y a de l'inflammation à la conjonctive. Mais, malgré ce que l'expérience a de mieux prouvé à cet égard, qu'il est peu d'individus adonnés à cette boisson qui sachent s'en priver! Allier le plaisir à la modération, parfois s'abstenir pour mieux jouir encore, ce qu'on a si justement appelé *l'épicuréisme de la raison*, est une maxime rarement suivie par les sectateurs de la philosophie bachique. Le malheur est que les dangereux effets des liqueurs fortes sur l'économie, et particulièrement sur les yeux, ne sont pas subits; ils ne se manifestent que d'une manière lente, bien que certains et immanquables. « Si la douleur de tête, dit Montaigne, nous venait avant l'ivresse, nous nous garderions de trop boire; mais la volupté, pour nous tromper, marche devant et nous cache sa suite. »

De l'exercice et du repos.—Se donne-t-on trop d'exercice, la respiration est gênée, la circulation devient excessivement rapide, la sensibilité s'exalte, les sécrétions se troublent, quelques-unes même sont augmentées outre mesure, comme la transpiration. Il en résulte de la maigreur, des fièvres aiguës, des suffocations, de fréquentes hémorrhagies, et surtout des érysipèles à la tête, et des ophthalmies d'autant plus rebelles que l'inflammation est toujours intense. Quelques circonstances rendent encore plus pernicieux un exercice trop violent : par exemple, si l'on passe subitement du mouvement au repos dans une température froide, si le corps est dans un état d'inanition, ou bien immédiatement après le repas, quand l'estomac est gorgé d'aliments. Parmi les exercices capables de récréer ou de fortifier la vue, il en est deux que nous recommandons particulièrement, le jeu de billard et la chasse ; le premier dans l'hiver, le second pendant la belle saison. C'est de ce dernier que Mercuriali dit avec raison, *Auditum ac visum acuat*, « il rend plus subtils l'ouïe et la vue. »

L'inaction complète est peut-être plus nuisible qu'un exercice poussé jusqu'à l'excès. Tout se déprave dans l'économie animale lorsque le corps est sans activité, car l'énergie des fonctions ne se soutient qu'en les exerçant. Les engorgements des viscères, l'hypochondrie, les hémorrhoïdes, les maux de nerfs, une obésité incommode, n'ont souvent pas d'autre cause. Mais, après l'estomac, ce sont les yeux qui souffrent certainement le plus de cette inertie du corps, surtout chez les gens de lettres. Comment un homme retiré dans le fond de son cabinet, toujours assis, dans une situation courbée, qui lit, écrit, pense, médite, combine perpétuellement des idées et des mots, pourrait-il conserver les forces de son estomac et sa vue en bon état? C'est un problème impossible à résoudre; autant vaudrait chercher la solution du grand œuvre. Les anciens, qui ont produit tant de chefs-d'œuvre dans tous les genres, ne négligeaient pas l'article important de la gymnastique; leurs philosophes voyageaient beaucoup à pied : *ce fut toujours la monture du sage.* Les disciples de Pythagore consacraient une partie de la journée aux exercices du corps et l'autre aux travaux de l'esprit. Qui ne sait que Platon lui-même, ce beau génie, ne discourait qu'en se promenant sous les verts platanes de l'Académie?

Le sommeil et la veille. — Quand le sommeil est trop prolongé, il en résulte une indolence et une apathie générales: la mémoire s'affaiblit et l'esprit cesse d'être apte à ses opérations. Les yeux tenus longtemps dans l'obscurité deviennent faibles, irritables, languissants, et peuvent à peine supporter l'éclat de la lumière du jour; on s'en aperçoit, parce qu'on est obligé de les frotter longtemps pour leur donner plus d'activité. Les vaisseaux de la cornée s'engorgent, et la chassie des paupières s'amasse en quantité. Les personnes longtemps plongées dans un cachot ne peuvent plus supporter ensuite qu'un degré très modéré de lumière, tandis qu'elles distinguent une foule d'objets obscurs pour des yeux accoutumés à la lumière du jour.

Mais, quels que soient les dangers occasionés par le trop de sommeil, ils ne sont pas comparables à ceux que produisent les veilles immodérées; l'école de Salerne met cette cause au-dessus de toutes celles qui peuvent nuire aux yeux, et dont voici la curieuse énumération:

Balnea, vina, Venus, ventus, piper, allia, fumus,
Porrum cum cæpis, faba, lens, fletusque, sinapis,
Sol, coïtusque, ignis, labor, ictus, acumina, pulvis,
Ista nocent oculis, sed *vigilare magis*.

Tout se réunit en effet pour nuire à la vue pendant la veille. Application continuelle des yeux, lumières artificielles, échauffement des humeurs, irritation du système nerveux, engorgement des vaisseaux, telles sont les causes d'une foule de maux qu'il serait si aisé d'éviter. C'est aussi par l'effet de ces veilles que les yeux des personnes trop studieuses semblent apercevoir des objets brillants, des étoiles et autres corps imaginaires. Cardan, ce médecin si spirituel et si fou, déclare même que dans ses visions l'imagination n'y entrait pour rien : *Video quæ volo, oculis, non vi mentis.* (*De rerum varietate, lib.* VIII, *cap.* 43). « Je vois ce que je désire à l'aide de mes yeux, et non par la force de l'esprit. »

Les visionnaires, les anachorètes, les convulsionnaires, n'entraient en extase qu'à la suite de veilles opiniâtres : leurs yeux rouges, profonds et enflammés, voyaient, même distinctement, des objets qui n'existaient que dans leur brûlante imagination. Voici un fait dont nous avons été témoin. Le maréchal-de-camp Dupeyroux, militaire aussi distingué par les qualités de sa belle âme que par son esprit et son jugement, éprouva l'accident dont il s'agit au mois de mai 1809, dans le royaume d'Aragon : ce fut à la suite du malheureux combat d'Alcañiz. La fatigue et les veilles,

les périls, la chaleur de l'atmosphère, avaient tellement exalté l'imagination de nos soldats, que la nuit suivante toute l'armée se réveilla en sursaut, et se mit dans le plus grand désordre, quoiqu'il n'y eût pas le plus petit danger. M. Dupeyroux, dont le système nerveux, naturellement irritable, avait déjà éprouvé beaucoup de secousses, crut voir alors voltiger plusieurs fantômes dans l'atmosphère; il y en avait un surtout dans le disque de la lune, qui surpassait tous les autres en grandeur et en difformité; il en décrivait la forme, la stature, la position, les mouvements, avec une singulière exactitude et les détails les plus précis; il ne concevait pas, disait-il, comment ces images pouvaient échapper à nos regards. Des aliments, du repos, et dix heures d'un sommeil continu, firent disparaître cette affection visuelle et cérébrale.

Des excrétions. — Quand elles se font régulièrement, l'harmonie des fonctions entretient la santé, et par conséquent le bon état des yeux, presque toujours les premiers affectés. Ce qui ne peut plus servir à la nutrition doit surtout être expulsé au dehors. On sait, par exemple, de quelle importance il est d'avoir le ventre libre, soit pour guérir les ophthalmies, soit pour conserver la santé de sa vue, particulièrement si l'on mène une vie sédentaire. Peu d'excrétions ont une influence aussi directe et aussi prompte sur le corps, même sur le moral, que celle des matières fécales. Voltaire s'est égayé à cet égard dans plusieurs endroits de ses ouvrages, et en a tiré des conséquences dont on ne peut nier tout-à-fait la justesse. « J'ai connu, dit Zimmermann (*Traité de l'expérience en médecine*), deux frères, gens d'un vrai mérite, dont l'un avait toujours des selles dures, ce qui le chagrinait, tandis que l'autre allait souvent à la selle et ne rendait que des matières fluides, ce qui ne le chagrinait pas moins. L'union et l'amitié de ces deux frères souffraient souvent de la différence de leurs selles. » Il est à présumer qu'il y avait de la différence dans la vue de ces deux frères, quoique Zimmermann n'en fasse pas mention. Outre les accidents ordinaires que la constipation occasione, on observe toujours des maux de tête violents, des ophthalmies rebelles. Je dis plus, c'est qu'il y a mille à parier contre un qu'une personne affectée de rougeur et d'irritation habituelles aux yeux est naturellement *constipée*, qu'on peut la guérir, ou du moins apporter un grand soulagement à ses maux, en facilitant les déjections alvines. De là le précepte rigoureux pour les individus condamnés à la vie sédentaire, et jaloux de conserver leur vue en bon état, d'entretenir la liberté du ventre par un exercice modéré, par un régime doux, des boissons aqueuses, des lavements, des bains de vapeur tiède, etc.

Quoique la transpiration soit une excrétion des plus importantes, elle n'a cependant d'action directe sur les yeux que quand on sue à la tête et qu'on l'expose ainsi à un courant d'air froid. La fraîcheur et l'humidité de la nuit sont également préjudiciables. Il y a de nombreux exemples de gens qui ont perdu la vue de cette manière, par des fluxions opiniâtres. On doit signaler par la même raison de graves accidents produits par la funeste manie des cosmétiques humides employés pour noircir les cheveux. Je ferais une longue liste des personnes qui m'ont consulté pour des affections de la vue qui n'avaient pas d'autre cause que celle que je viens d'indiquer.

Les évacuations sanguines méritent aussi quelque considération. Depuis longtemps il a été reconnu que des saignées trop réitérées ou des hémorrhagies fréquentes affaiblissent la vue : c'est une vérité dont le peuple même est imbu. Mais, de toutes les excrétions, il n'y en a point de plus importante sous ce rapport que celle du sperme; on a été jusqu'à soutenir que c'était une substance nerveuse sous forme liquide; et de savants médecins prétendent que la perte d'une once de cette précieuse liqueur peut être évaluée à celle de quarante onces de sang. Hippocrate avait déjà remarqué que les yeux ont la plus étroite sympathie avec les organes de la génération, sans qu'on puisse en expliquer le moyen. L'expérience prouve en effet que l'évacuation immodérée de ce fluide substantiel porte une atteinte funeste au système nerveux, et notamment à la vue. Les individus qui se livrent sans mesure aux plaisirs de l'amour, ou qui provoquent l'excrétion du sperme par quelque moyen que ce soit, éprouvent bientôt un abattement excessif, des douleurs de reins, des tremblements et une pâleur extrême. Les yeux surtout perdent leur éclat; ils deviennent languissants et flétris, une espèce d'humidité les couvre sans cesse, et ils sont incapables de soutenir la moindre application. *Ne quid nimis* : rien de trop; telle est la règle la plus universelle en médecine comme en morale.

Des passions. — Puisque l'œil est celui de nos organes qui peint le mieux les passions, il est aussi un des plus soumis à leur funeste influence. Le système nerveux étant le siége de nos agitations morales, il en résulte que les yeux doivent participer à toutes les impressions qu'il reçoit, en raison de leur extrême sensibilité. Quels phénomènes admirables que les effets qui dépendent de cette liaison active et animée des yeux avec tous les mouvements organiques qui constituent les appétits, la direction de l'intelligence, les passions, les affections humaines! Aussi en éprouvent-ils souvent le contre-coup douloureux. A la vérité, les accidents qui surviennent à ces organes par les secousses réitérées qu'éprouvent le cerveau et tout le système nerveux ne paraissent pas subitement, ce qui les fait souvent méconnaître; mais l'observateur attentif et pénétrant saura toujours les apercevoir. On a cependant vu quelquefois, dans un violent accès de colère, des yeux d'abord étincelants, comme gorgés de sang, être frappés d'une cécité soudaine. Une joie excessive, une frayeur subite, enfin tout transport violent de l'âme, produisent les mêmes effets, quoiqu'à des degrés infiniment variés. Les autres passions agissent plus lentement, mais tout aussi efficacement. La jalousie, l'ambition, la haine, l'avarice, ont des traits caractéristiques si bien exprimés par les yeux, que leur empreinte reste ensuite ineffaçable; c'est ainsi que l'œil est véritablement le miroir de l'âme. L'envie même, cette passion basse et timide, se décèle, malgré les efforts que l'on fait pour la cacher, dans les regards de ceux qui la nourrissent; ce qu'on a peint tant de fois avec les couleurs de la poésie :

> Ses yeux cavés, troubles et clignotants,
> De feux obscurs sont chargés en tout temps.
>
> J.-B. ROUSSEAU.

Plus un sujet est délicat, hypochondriaque ou hystérique, impressionnable, susceptible, plus les passions ont d'activité et d'empire sur lui. Ce qui excite à peine l'attention de certain Béotien, bouleverse la frêle machine d'un vaporeux. Les yeux de ce dernier attestent la tristesse et l'ennui dont il est affecté. La faiblesse de ses nerfs, l'abondance de ses larmes, l'habitude de se retirer dans l'obscurité, ont éteint ses regards et affaibli l'organe de la vision; et s'il se joint à cette disposition une faiblesse primitive et organique, l'individu est exposé à perdre totalement la vue, à moins qu'il ne prenne de bonne heure le parti de suivre exactement les règles de l'hygiène oculaire.

La passion la plus fatale, comme la plus universelle, est celle de l'amour. Nous avons déjà parlé des effets de l'évacuation excessive de la liqueur séminale; maintenant nous considérerons l'amour sous les rapports que cette passion peut avoir sur la santé en général, et sur la vue en particulier. La séduisante ivresse de ses plaisirs cause plus de troubles dans les fonctions qu'aucune autre, parce qu'elle ébranle plus fortement le système nerveux; or, les excès de ce genre seront toujours préjudiciables à l'œil, partie éminemment sensible. Le jeu de cet organe est tellement lié à la passion de l'amour, qu'on a observé que ce n'était qu'à la révolution pubère qu'il savait en parler le langage. Quelle différence de la vivacité et de la douce langueur des yeux de l'adolescent avec les regards froids et inanimés de l'enfant!

Le danger des plaisirs vénériens existe

donc dans les secousses qu'ils impriment au genre nerveux ; l'acte même de l'amour n'a été considéré que comme une voluptueuse épilepsie. Dans cet instant les sentiments sont exagérés, les facultés exaltées, les veines se gonflent, les muscles éprouvent une espèce de convulsion qui double les forces de l'individu ; le teint est animé, les yeux rouges, d'une vivacité extrême, et semblent s'élancer de leurs orbites ; quelquefois les larmes coulent involontairement : mais à ce spasme succèdent bientôt un relâchement universel et une grande prostration de forces.

On se persuadera facilement combien de tels plaisirs doivent épuiser quand ils sont trop fréquemment répétés : rien ne mène plus directement à une foule de maux.

Pour nous borner à ce qui concerne la vue, ne sait-on pas combien elle est altérée chez les personnes d'un tempérament lascif? Aristote (*Probl.*, § IV, n° 33) remarque que les yeux souffrent davantage dans l'acte vénérien que les parties qui jouent le principal rôle. On les voit toujours, après de longs excès, faibles, enfoncés, couverts d'une espèce de nuage et incapables de soutenir l'éclat du jour. Dans toutes les observations médicales faites sur des sujets épuisés par les jouissances de l'amour, on remarque que les yeux étaient dans un état extrême de faiblesse et d'abattement. Tout invite donc les personnes qui ont la vue faible à se modérer plus que toute autre dans l'exercice du coït, à ménager leurs forces, et à ne pas prendre pour le besoin ces désirs produits par une imagination déréglée ou une irritation mécanique. Le meilleur principe d'hygiène à observer là-dessus a été établi depuis longtemps par Celse (chap. I, sect. 1). La règle infaillible, dit-il, existe, *non numero*, mais dans les forces de l'individu, l'âge, le tempérament, les circonstances, la saison. C'est sur ce point essentiel que l'homme prudent qui désire conserver sa vue, fût-elle excellente, doit veiller attentivement. Mais le jeune homme dont la fougueuse ardeur ne connaît pas de bornes, le nouveau marié qui provoque sans cesse des plaisirs énervants, le masturbateur qui s'épuise dans la solitude, le convalescent impatient de satisfaire ses désirs, l'individu dont la complexion est délicate et les nerfs irritables, doivent s'attendre à un affaiblissement précoce de la vue, et à sa perte totale, s'ils négligent les conseils que nous leur adressons. Le vieillard glacé par l'âge, et qui ose encore s'engager sous les bannières de l'amour, paie toujours son trop de confiance d'une foule de maladies parmi lesquelles la faiblesse et même la perte de la vue se manifeste une des premières. Celui qui a dit, *Bon jour lunettes, adieu fillettes*, a donné un conseil d'hygiène, qu'on ne saurait trop méditer et mettre en pratique. Tissot dit avoir vu un homme de cinquante ans devenir aveugle trois semaines après avoir épousé une jeune femme, et mourir quatre mois après. Nous avons eu occasion de faire la même observation sur un Français sexagénaire qui voulut vivre avec une jeune italienne dont le tempérament était en tout celui de Messaline ; mais les effets furent encore plus rapides que dans le premier cas, car une cécité complète, suivie de la mort, se déclara en huit jours. Ces imprudents vieillards ne devraient-ils pas méditer jour et nuit cette maxime de La Rochefoucaud : *La vieillesse est un tyran qui défend, sous peine de la vie, les plaisirs de la jeunesse?*

Regardons-nous aussi comme une passion cette ardeur qu'ont pour l'étude certaines personnes? Sans vouloir répéter ce que nous avons dit à cet égard dans le courant de cet opuscule (1), nous ajouterons qu'il est peu d'excès aussi nuisibles aux yeux que la passion de l'érudition : tout concourt au détriment de l'organe. Les personnes trop assidues au travail du cabinet semblent être toujours dans un état d'irritation ; un feu continuel paraît dans leurs yeux abattus et languissants; l'éclat de la lumière du jour les importune, et, comme nous l'avons déjà observé, elles voient souvent la nuit des étincelles et autres objets brillants voltiger devant leurs yeux. Fontenelle remarque même cet accident dans l'éloge de *Tycho-Brahé* et dans celui de *Tschirnhausen*. Épicure, dit un médecin éclairé, avait tellement affaibli son corps et ses yeux par les travaux de l'esprit, que, sur les derniers temps de sa vie, il ne pouvait souffrir aucun habit sur lui, ni soutenir la lumière, ni regarder le feu. Ce que nous disons ici peut aussi s'appliquer à la peinture, surtout quand il s'agit de miniature, à la musique, etc. Tel est l'état déplorable où l'on arrive quand on transforme ce goût si noble des sciences et

(1) Voyez *Physiologie et hygiène* des hommes livrés aux travaux de l'esprit, etc., ouvrage cité.

des beaux-arts en une passion ardente que rien ne peut assouvir. Quel est le remède à cette foule de maux? Il est simple et certain: se rappeler toujours que l'excès n'est permis nulle part, même dans le bien.

CHAPITRE V.

RÈGLES PARTICULIÈRES.

—

1° *Étudier soigneusement la force de ses yeux.*

Ce point est de la plus haute importance. Est-il possible en effet d'établir un bon régime pour un tempérament quelconque, si l'on en ignore ou la force, ou la faiblesse, ou les tendances? Il faut donc connaître avec exactitude l'état constitutionnel de ses yeux par des observations, par des essais, par des expériences répétées, et régler sa conduite en conséquence. Cette détermination précise et judicieuse de ce que peuvent supporter les yeux doit être individuelle; c'est la vérification expérimentale seule capable de donner de la valeur aux moyens conseillés. L'art ne peut fournir à ce sujet que des indices vagues, on doit soi-même planter les jalons.

On a prétendu que les yeux gris ou bleus étaient mieux constitués que les bruns; c'est une assertion démentie par l'expérience de tous les jours. Mais une remarque beaucoup plus vraie, c'est que les petits yeux ont plus de force et d'énergie que ceux qui sont grands et à fleur de tête, notamment quand les paupières et les sourcils sont peu garnis. Il est étonnant combien cette défense naturelle protége les yeux ; aussi Haller les nomme-t-il à juste titre *tutamina oculi*.

2° *Donner aux yeux en tout temps, mais surtout quand la vue est délicate et faible, de fréquents intervalles de repos.* — Je reviens sur cet article intéressant auquel j'ai consacré un chapitre (*voyez* pag. 18).

Car, bien que cette règle soit une des plus simples, des plus faciles, croirait-on que ce soit une des moins observées ? Tant que la fatigue des yeux n'est pas au point d'occasioner de la douleur, tant qu'une maladie réelle ne se déclare pas, on continue d'en faire un usage forcé, on ne veut rien faire pour l'avenir. Délasser quelquefois sa vue est une chose à laquelle pensent rarement beaucoup d'artistes, d'érudits, d'hommes d'État; et cependant que de regrets ils s'éviteraient en se ménageant des intervalles de repos assez fréquents ! *Tout s'use vite quand on abuse* : la trivialité de cet axiome en atteste la vérité. Il n'est pas possible d'appliquer ici le principe que plus une partie est exercée, plus elle acquiert de force et de vigueur ; passé un certain degré d'action, nos organes ne font plus que se détériorer, surtout quand ils sont doués d'une grande sensibilité.

Pour se convaincre combien il importe de donner quelque relâche aux yeux, il n'y a qu'à comparer l'état où ils se trouvent après une lecture attentive d'une heure ou deux, avec ce qu'ils éprouvent si l'on a soin de *couper* le même espace de temps par des intervalles de repos. Qu'on lise cent pages de suite, ou qu'on suspende sa lecture trois ou quatre minutes après en avoir parcouru vingt-cinq ou trente, et l'on verra la différence. En admettant des yeux faibles, dans le premier cas ils deviennent rouges, larmoyants, et les paupières clignoteront, tandis que dans le second l'organe sera à peine incommodé. On ne saurait croire combien, par cette simple précaution, des yeux faibles peuvent prolonger une lecture ou tout autre ouvrage qui exige une application continuelle de la vue.

Nous la recommandons spécialement aux personnes dont la vue est tendre. On obtient par-là deux grands avantages : le premier, de ménager ses yeux ; le second, de profiter des instants de repos pour méditer sur l'objet de sa lecture et en tirer tout le fruit possible.

3° *Varier ses occupations.*

C'est une loi de la nature vivante que plus un organe reçoit d'impressions dans le même sens, plus il se fatigue et s'altère. Ainsi les yeux fixés quelque temps sur les mêmes objets ne tardent pas à se lasser : de là le précepte de varier autant que possible ses occupations pour les conserver en bon état.

4° *Soins du matin et du soir.*

Graduer le matin le passage de l'obscurité à la lumière, passer sur le bord des paupières un peu de salive, laver ensuite les yeux à grande eau, faire tomber le fluide en nappe sur ces organes au moyen d'une éponge, les exposer quelque temps à l'air libre avant de se mettre au travail. Le soir, se garder de considérer des objets fins dans un lieu sombre ; ne jamais passer brusquement d'une lumière artificielle et vive à une profonde obscurité ; écrire plutôt que de se livrer à la lecture ; ne jamais lire que des caractères faciles et bien formés, et jamais de caractères microscopiques, si dangereux pour la vue ; faire en sorte que la chambre à coucher ne soit ni trop éclairée ni trop obscure ; tels sont les moyens qu'on ne doit pas négliger si l'on veut jouir d'une vue inaltérable. Je recommande de ne pas se fatiguer la vue en lisant à la lueur du feu ou d'une mauvaise chandelle ; enfin, quand on saura que la lumière de la lune a été estimée trente-deux degrés au-dessous de celle d'une bougie, on ne fera plus de funestes essais pour lire à la clarté de cet astre.

En parlant des lotions des yeux, on demande souvent s'il faut préférer l'eau fraîche, ou bien employer l'eau chaude, comme on le fait en Angleterre et dans d'autres pays. Il n'y a point ici de principe exclusif. Quand les yeux sont vigoureux, quand ils sont atteints d'une légère et franche inflammation, quand la température est chaude et sèche, l'eau fraîche doit être employée. Mais si les yeux sont faibles et délicats, si la température est froide et humide, s'ils sont atteints, ce qui a très souvent lieu dans notre climat, d'une inflammation catarrhale, quel qu'en soit le degré, les lotions tièdes ou chaudes sont à préférer. C'est là le résultat d'une expérience incontestable. Au reste, les effets produits par l'un ou l'autre moyen serviront dans ce cas de guide assuré.

5° *Éviter de travailler à un jour trop vif.*

Si la lumière est l'excitant naturel de l'œil, c'est aussi le fluide qui nuit le plus à cet organe quand les impressions en sont trop vives et trop réitérées. Il faut donc agir de manière que les rayons trop vifs du soleil, directs ou réfléchis sur des corps blancs, polis et brillants, les fournaises ardentes, les feux de réverbère, enfin toute espèce de lumière trop concentrée, ne frappent jamais ou du moins bien peu de temps les yeux, notamment s'ils sont faibles ; rien ne fait perdre plus promptement au cristallin sa transparence, et à la rétine sa sensibilité. Il faut plaindre les ouvriers et les artistes obligés de se servir de globes de verre remplis d'eau, de plaques de fer-blanc et autres machines pareilles, pour réunir une plus grande masse de rayons lumineux. Quand on a vu *sertir* le diamant pendant la nuit, on ne conçoit pas comment ceux qui exercent de pareils travaux peuvent conserver quelque temps leur vue en bon état.

Remarquons de nouveau qu'il est des yeux capables de soutenir longtemps impunément l'éclat d'une vive lumière, tandis que d'autres la veulent toujours adoucie ; ce qui vient sans doute de la constitution primitive. Le vrai point est donc de trouver le jour qui convienne le mieux à sa vue, et de proportionner la force de la lumière à celle de ses yeux ; mais, en général, l'œil se trouvera toujours mieux d'un petit jour que d'un plus éclatant, à moins que l'ouvrage dont l'artiste s'occupe ne le condamne à supporter l'effet d'une lumière vive et forte pour distinguer de petits objets. Les brodeurs, les horlogers, les graveurs, les miroitiers, les bijoutiers, les joailliers, sont particulièrement dans ce cas. Le seul remède à cet inconvénient serait de laisser reposer ses yeux par de fréquentes et courtes suspensions de son travail. Tout ouvrier qui néglige cette précaution est presque sûr de perdre sa vue d'assez bonne heure : les exemples n'en sont malheureusement que trop multipliés.

6° *Positions variées pendant le travail.*

Quel est le but de cette règle ? D'empêcher toute concentration vitale, toute congestion sanguine à la tête, et par suite la turgescence des yeux, leur engorgement plus ou moins prononcé, car rien ne leur est plus fatal. Or, la position courbée, qu'en général on observe plus que toute autre, contribue singulièrement à occasioner cet effet dangereux. Il convient donc de travailler tantôt debout, tantôt assis, quelquefois en se promenant dans son cabinet ou dans son atelier, d'écrire sur une table un peu élevée, ou sur un pupitre dont le plan incliné empêche qu'on ne se penche trop sur le papier. De cette manière, la circulation se faisant avec facilité, la tête sera toujours libre et les yeux nullement gorgés de sang; ce qui souvent répété les affaiblit immanquablement. D'ailleurs, on sera moins sujet à ces constipations opiniâtres qui de tout temps ont affligé les gens de lettres ou les ouvriers trop sédentaires.

7° *Disposition du corps la plus convenable pour le travail.*

Voici le problème: FAIRE LE PLUS POSSIBLE DE TRAVAIL, ET SE FATIGUER LES YEUX LE MOINS POSSIBLE. Eh bien! la solution n'en est ni longue ni difficile. Il s'agit, d'une part, de bien connaître ce qu'ils peuvent, comme nous l'avons recommandé; de l'autre, de ne se livrer à un travail quelconque, mais surtout à celui du cabinet, qu'en observant les points suivants : ne travailler que le matin s'il est possible, ou du moins se rappeler que c'est le temps le plus convenable ; éviter d'appliquer les yeux immédiatement après le repas, lorsque le sang est échauffé, quand le ventre est resserré, ou bien lorsque l'esprit est vivement agité ; enfin ne pas oublier que toute ligature, tout vêtement trop étroit, trop serré, comme les cravates, le col de la chemise, les jarretières, etc., font refluer constamment le sang à la tête, effet singulièrement préjudiciable à la vue. Plus d'un lecteur sourira peut-être en parcourant ces lignes et traitera nos conseils de détails superflus, et surtout de minuties impraticables ; mais qu'il changerait de langage s'il connaissait comme nous les maux qu'apportent à l'humanité leur ignorance ou leur oubli !

8° *Disposition des lieux.*

Il faut qu'il y règne constamment un air frais, égal, souvent renouvelé, et surtout une lumière douce et bienfaisante ne frappant jamais directement les yeux. On observera donc que les murailles de l'appartement, de l'atelier ou du cabinet où l'on est journellement soient tapissées de manière que l'œil ne soit jamais blessé. Peut-être serait-il indispensable d'en bannir les glaces, les bronzes, les dorures, et tous les objets brillants qui réfléchissent perpétuellement la lumière dans toutes les directions. Un simple tapis vert posé sur la table où l'on écrit, pour délasser de temps en temps les yeux; des rideaux de taffetas d'un *vert clair* à la croisée, un papier de même couleur, ce qui répand dans l'appartement un jour aussi doux qu'agréable : tels sont les meubles les plus nécessaires aux savants, aux littérateurs, aux hommes de bureau, dans leurs occupations. Le cabinet où Buffon a tracé ses immortels écrits n'était pas mieux orné. Et que faut-il de plus à l'homme studieux qui veut se livrer à des travaux littéraires ou administratifs soutenus et en même temps ménager ce précieux organe, source de toutes ses jouissances? C'est encore sous ce rapport qu'un modeste grenier convient mieux peut-être aux véritables gens de lettres que ces cabinets magnifiquement dorés, souvent aussi funestes à leurs yeux qu'à leurs talents; car après tout, comme on l'a dit, si l'Hippocrène est à la cave, le Parnasse est au grenier.

On doit bien remarquer que nous recommandons un jour *doux*, mais non pas approchant de l'obscurité. C'est là un défaut capital où tombent presque tous ceux dont les yeux sont faibles et irritables. Ils ne s'aperçoivent pas que l'obscurité, loin de fortifier leur vue, la rend au contraire tendre, susceptible, et incapable de supporter ensuite les effets d'une lumière un peu vive : aussi les ophthalmies les menacent à chaque instant.

CHAPITRE VI.

SOIN DES YEUX SELON LES AGES.

—

Si vous voulez que vos enfants n'éprouvent pas dans la suite de leur vie de cuisants regrets, si vous voulez qu'ils parcourent entièrement la carrière qui leur est ouverte, n'oubliez pas de multiplier les soins pour leur procurer une vue forte et saine; c'est une des conditions de leur bonheur. Mais combien de parents négligent ce point essentiel! On n'ignore point cependant que les organes des sens, ces *porte-idées*, pour nous servir de l'heureuse expression de l'abbé Sicard, sont formés de bonne heure chez les enfants, mais qu'ils ne jouissent point encore de la vigueur nécessaire à leurs fonctions : ils ne l'acquièrent que par le temps. Les yeux surtout sont très faibles et ont besoin d'un exercice proportionné à leur état. Quels soins ne faudrait-il donc pas prendre pour bien diriger l'action de ce précieux organe dans la tendre enfance ! Mais on a bien autre chose à faire : le plus souvent on abandonne ces petits infortunés à des domestiques, toujours ignorants et insouciants. Tantôt le berceau est placé de manière que les rayons lumineux, tombant obliquement sur l'œil, forcent le nouveau-né à se tourner continuellement de ce côté; tantôt, au contraire, une lumière très vive, directe ou réfléchie par des murailles ou des papiers de tenture d'un blanc éclatant, porte une atteinte funeste à ces vues délicates. En avançant en âge, les enfants ne sont guère plus heureux sous ce rapport; renfermés des journées entières dans des chambres peu aérées, ils restent privés de l'influence de la lumière; on les voit pâles et étiolés comme ces jeunes plantes que l'on tient dans l'obscurité. Il est facile de juger si, indépendamment des autres inconvénients, une pareille méthode doit fortifier leur vue. Tous, à la vérité, ne l'ont pas altérée; or, chacun se flatte que les siens seront du nombre, et l'on suit la routine. Mais, parce que d'heureux mortels échappent à un danger, ce danger en existe-t-il moins? Ce n'est pas tout : à peine les enfants commencent-ils à grandir, qu'on les force d'appliquer leurs débiles organes sur des livres qu'ils ne comprennent pas, et dont les couleurs tranchées fatiguent même les yeux des grandes personnes. On veut qu'ils soient éternellement occupés à lire, écrire, dessiner, faire de la musique, et de plus coudre, broder, si ce sont des filles. Qu'est-ce autre chose, sinon exiger d'un instrument à peine formé le même usage que s'il avait acquis son point de perfection? Faut-il encore le répéter? il est bon d'exercer de bonne heure les facultés de l'entendement; mais la tête des enfants ne doit pas être fatiguée par des études prématurées, qui, en altérant la constitution, affaiblissent également l'intelligence. Un des plus beaux principes de la philosophie est peut-être de favoriser autant que possible dans la jeunesse le développement des forces physiques; et ce serait rendre un grand service à l'humanité de persuader aux parents qu'une intelligence précoce est en général le signe d'un tempérament délicat, d'une disposition nerveuse qui devient tôt ou tard fatale à celui qui l'obtient de la nature. Chaque chose a son temps;

pourquoi hâter la culture et la saison? Vouloir qu'un enfant soit grave, raisonnable et appliqué, c'est vouloir qu'une fleur fraîchement éclose soit presque en même temps un fruit mûr et savoureux. D'éloquents philosophes et de grands médecins ont déjà fait ces remarques; rien de plus connu, nous ne l'ignorons pas: mais on ne saurait trop les redire pour en faire sentir la haute importance. *La vérité*, dit Fontenelle, *est un coin qu'il faut faire entrer par le gros bout.* Frappons donc à coups redoublés si nous voulons qu'elle pénètre. En résumé, nous conseillons aux parents jaloux de conserver et de fortifier la vue de leurs enfants :

1° De faire en sorte qu'ils l'exercent fréquemment, au loin et à loisir, toujours dans un air libre et pur;

2° De ne jamais pousser chez eux l'application de la vue jusqu'à la fatigue;

3° De leur faire cesser toute espèce de travail, même pendant des années, si les yeux sont faibles et délicats : c'est un prêt dont les intérêts centuplent avec le temps.

Je laisse de côté la vue de l'âge adulte; toutes les remarques de ce livre lui sont applicables; mais que dire de la vue des vieillards? Elle s'altère chez eux naturellement, mais avec plus ou moins de rapidité, plus ou moins profondément, d'après l'usage qu'ils en ont fait : en un mot, ils recueillent ce qu'ils ont semé. Il est cependant ici un point très essentiel, c'est de savoir à propos se servir de lunettes. Est-il un âge où l'on se trouve dans la nécessité d'y recourir? à quels signes reconnaît-on cette nécessité? Voilà deux questions souvent faites aux médecins : nous tâcherons d'y répondre convenablement dans le chapitre suivant.

CHAPITRE VII.

PRINCIPES RELATIFS A L'USAGE DES VERRES.

On se ferait une bien fausse idée de l'œil en le considérant seulement comme un simple instrument de dioptrique. Sa perfection est tellement supérieure à tout ce qu'on a pu imaginer en optique, que les verres les mieux travaillés, les mieux disposés, le fatiguent et le blessent à la longue. Cet inconvénient provient sans doute des modifications que la lumière éprouve en traversant les différents milieux formés par ces instruments; modifications toujours nuisibles et qui n'ont point lieu dans l'état naturel, parce qu'il faut bien remarquer que l'utilité des différentes humeurs de l'œil ne se borne pas à diriger et à réfracter les rayons lumineux, mais aussi à en approprier les impressions à la sensibilité de la rétine. Je suis convaincu qu'il y a une sorte d'élaboration de la lumière dans les différents milieux de l'œil qu'elle traverse avant de parvenir à la rétine, sur laquelle se peignent les objets; elle se combine, s'identifie avec l'organe sans le blesser ni l'irriter. Mais il n'existe à cet égard que des conjectures ou des données fort incomplètes. Toujours est-il que l'œil qui est armé d'un verre, de quelque nature qu'il soit, ne distingue plus les objets selon l'ordre naturel; il ne les aperçoit alors qu'au moyen d'une véritable *lumière artificielle;* et comme sa structure n'est pas en rapport complet avec cette lumière, il en résulte nécessairement que son action est forcée : aussi voit-on la plupart des personnes qui font un abus des instruments d'optique très souvent exposées à de graves accidents de la vue, principalement les astronomes, les naturalistes et les hommes de lettres. Outre la fatigue de l'organe, le système nerveux est fortement ébranlé chez eux par les opérations de l'intellect, ce qui détermine à la tête un *raptus* de sang singulièrement nuisible aux yeux. Que d'exemples ne pourrions-nous pas citer parmi les savants et les gens de lettres!

Hartsoeker et Leuwenhoek avaient presque perdu la vue à force d'observer des animalcules au microscope. Swammerdam, cet infatigable scrutateur de la nature, ne voyait plus, dit Haller, qu'en plein midi; ensuite il vint au point de ne pouvoir presque plus distinguer aucun objet qu'à une lumière très vive. Herschell, pendant sa découverte des deux satellites d'Uranus, resta pendant neuf heures consécutives l'œil appliqué au télescope. Il faut des yeux bien vigoureusement conformés pour résister à de pareilles fatigues. L'usage continuel des lunettes et du télescope finit par priver de ce sens précieux Galilée ainsi que Cassini; et ces deux illustres astronomes, sur la fin de leurs jours, ne voyaient plus l'univers que par la pensée, selon l'expression d'un de leurs panégyristes. La seule, l'unique réfraction des rayons lumineux suffirait-elle pour leur donner cette énergie fatale? Je ne le pense pas; il est donc manifeste que les verres devraient être aussi parfaits que les yeux pour ne point altérer leur sensibilité. Tous les efforts des physiciens particulièrement occupés de l'optique se sont dirigés vers cet objet important. On a perfectionné la matière, on a calculé les courbes avec la plus grande rigueur, on a varié l'agencement des verres; mais, malgré cela, le point de perfection n'est pas atteint, et peut-être ne le sera-t-il jamais : il faudrait imiter toute l'organisation de l'œil; or, la nature est avare de ses secrets.

Toutes les formes de verre ne sont cependant pas également nuisibles. Ceux qui sont convexes le sont beaucoup moins que les autres, toutes choses égales d'ailleurs. Le sage emploi qu'on fait des lunettes, lorsque la vue commence à s'altérer, prouve même qu'on peut s'en servir utilement. Plusieurs personnes conservent par ce moyen, pendant dix, quinze ou vingt ans, leur vue au même degré de portée, notamment les presbytes. A la vérité, cet effet est rare et toujours proportionné aux précautions que l'on aura prises de bien saisir l'instant où il est indispensable de faire usage de lunettes, et d'en choisir qui ne laissent rien à désirer. Cet instant n'est pas précisément indiqué par l'âge, comme le croient certaines personnes, mais plutôt par les symptômes suivants :

1° Le point de vue commence à s'allonger, et l'on éloigne comme machinalement les petits objets pour les mieux voir.

2° Si l'on veut lire le soir, on place le livre tout près ou même derrière la lumière.

3° Les yeux se fatiguent au moindre travail; il faut le suspendre pour leur donner quelque relâche.

Quand ces signes se manifestent, on ne doit plus attendre; il convient de se servir de lunettes. Un vain amour-propre, surtout chez les femmes, fait quelquefois hésiter, mais la vue s'altère de plus en plus. Il est évident que, dans ce cas, les verres convexes sont plus utiles que nuisibles.

Mais d'où peut venir cette innocuité des verres *convexes* dont se servent si avantageusement les presbytes? On est fondé à croire qu'elle n'a d'autre cause que l'augmentation de l'angle des rayons visuels; les objets paraissent alors plus gros, plus rapprochés, et surtout moins éclairés que dans l'état ordinaire. Plus le degré de convexité est grand, plus aussi l'objet paraît obscur et moins distinct. C'est en partie ce qui a le plus borné le perfectionnement des instruments d'optique très composés. S'il était possible en effet d'augmenter indéfiniment la grandeur de l'angle visuel, on pourrait construire des verres qui nous feraient apercevoir des êtres devenus pour nous tout-à-fait imperceptibles : on pourrait ainsi résoudre le fameux problème des habitants de la lune; mais malheureusement il est un point que l'on ne peut franchir; plus on grossit l'objet, et plus il devient sombre.

Les verres *concaves* produisent des phénomènes entièrement opposés, ce qui se conçoit facilement par la différence des courbures. Nous avons déjà fait la remarque, et nous prions le lecteur de ne point l'oublier, que les corps vus au moyen de ces verres paraissaient *petits et brillants;* leurs contours sont plus nets, plus tranchés que dans l'état naturel; or, il est de fait que plus un objet est petit et éloigné, plus il fatigue l'organe qui veut en apprécier les qualités, parce que cet objet n'envoyant à l'œil qu'une petite quantité de rayons nous oblige aussi à faire de plus grands efforts pour l'apercevoir distinctement. Ajoutons encore l'éclat et la vivacité de la lumière produite par la concavité du verre, et l'on sentira combien ces instruments sont pernicieux à la vue. Ils ne produisent réellement d'effet qu'en ébranlant et excitant fortement la rétine. Pour s'en convaincre davantage, il n'y a qu'à considérer ce qu'éprouvent les yeux lorsque, placés dans un grand jour, on pose tout à coup devant eux des verres un peu forts : on verra alors la pupille se contracter d'une manière aussi vive que subite ; l'individu éprouvera comme un resserrement spasmodique dans l'orbite. L'expression populaire, *Cela tire l'œil,* exprime parfaitement ce qui a lieu dans ce cas. Les personnes qui font usage de besicles pendant plusieurs heures consécutives dans un lieu fort éclairé savent d'ailleurs qu'en les ôtant un instant, les yeux paraissent tomber dans un état de stupeur et d'*hébétude,* si l'on peut parler ainsi. La salle paraît immédiatement plus obscure, les objets ternes, et les yeux sont fatigués, abattus. Qui pourrait douter que cet effet ne soit dû au stimulus de la lumière sur la partie nerveuse de l'œil? Pour moi, je compare cet excitement à celui que produisent sur l'estomac les liqueurs alcoolisées : elles en stimulent, elles en exaltent d'abord la force et la sensibilité, pour l'émousser ensuite et l'épuiser si leur action est trop forte ou trop habituelle. Ce serait donc résoudre un problème physiologique que l'expérience a démontré insoluble, de pouvoir *conserver sa vue en bon état en se servant continuellement de verres concaves d'un court foyer* (1).

Voyons maintenant les verres colorés. Sans vouloir contester leur utilité en général, on peut remarquer qu'ils sont sujets à plusieurs inconvénients assez graves. Un des premiers, c'est que, ne pouvant rester constamment devant les yeux, on voit tantôt les objets éclairés naturellement, et tantôt dans une espèce d'obscurité, alternative qui déjà porte un préjudice notable à la sensibilité de l'organe : ajoutons que les personnes qui ont la vue tendre, cherchant toujours à fuir la lumière, se munissent de verres trop foncés en couleur et les garnissent en outre de taffetas vert sur les côtés. Dans la première édition de ce livre, nous avions approuvé cet entourage; mais nous en avons observé depuis tant d'in-

(1) Cette théorie du résultat opposé sur les yeux des verres convexes et des verres concaves n'a point encore été refutée, quoiqu'il y ait près de trente ans que nous l'ayons émise, probablement à cause de son exactitude. Fondée sur les faits les mieux observés, sur l'expérience la plus incontestable, elle explique une foule de phénomènes, et surtout comment certains verres fatiguent constamment la vue, tandis que d'autres la soulagent et la conservent pendant de longues années.

convénients, que nous n'hésitons pas maintenant à blâmer cette coutume. En effet, les yeux, comme encaissés dans cette machine, toujours plongés dans une atmosphère humide, chaude, altérée par la transpiration, ne sauraient se conserver sains, l'air frais, libre et la lumière leur étant indispensables. En général, il n'y a rien de plus salutaire qu'un *bain d'air* pour les yeux. Une preuve sans réplique de notre assertion, c'est qu'après avoir porté un certain temps des besicles à verres colorés ainsi garnies, on est contraint d'ôter tout cet attirail pour nettoyer les verres et rafraîchir les yeux. Alors vient le danger d'une lumière trop vive; car l'organe acquiert d'autant plus de faiblesse et de susceptibilité qu'on l'a tenu plus longtemps dans l'obscurité. Il ne faut pas croire, au reste, que les verres colorés donnent aux objets cette belle couleur amie de l'œil que la nature prodigue dans l'atmosphère, ce serait une erreur : ils paraissent ternes, sans netteté, d'une couleur sombre et triste, qui diminue à la vérité l'intensité de la lumière, mais ne flatte et ne récrée la vue en aucune manière.

On voit, d'après ce que nous venons de dire, que l'usage des verres colorés doit être fort restreint. Ils ne conviennent guère que quand l'œil est exposé à l'action continuelle d'une vive lumière, soit directe, soit réfléchie ; par exemple, si on doit fixer longtemps un papier ou tout autre corps d'une blancheur éblouissante ; si l'on est obligé de traverser un pays couvert de neiges, ou lorsque dans l'été le soleil darde à plomb ses rayons sur d'arides rochers ou sur un sable fin et brillant. C'est là ce qui constitue véritablement les *conserves*, mot dont on a étrangement abusé. A l'exception de quelques-uns de ces cas, nous préférons pour le travail ordinaire la disposition du cabinet telle que nous l'avons indiquée, ou bien encore le moyen qu'employait Montaigne. «Pour amortir, dit-il, la blancheur du papier au temps où j'avais plus accoustumé de lire, je couchois sur mon livre une pièce de verre et m'en trouvais soulagé.» (Liv. III, ch. 13.) Cet usage est bien préférable à celui des verres colorés, en ce qu'il laisse aux yeux toute leur liberté et la bienfaisante influence de l'air ambiant.

Quant à l'impression des livres, nous exprimons le vœu, déjà formé tant de fois par plusieurs gens de lettres, de faire en sorte que le papier soit d'un vert tendre ou d'un bleu clair, et jamais d'un blanc éclatant. On assure que dans certains pays, notamment en Bavière, le gouvernement a défendu dans les écoles les éditions *diamant* et autres à caractères fins, mesure qui nous paraît excellente. Il est certain que les belles éditions du commerce sont la perte de la vue, mais heureusement qu'une fortune médiocre vient encore ici au secours des savants.

CHAPITRE VIII.

DU CHOIX DES VERRES.

—

« Que vous ai-je fait, mes yeux, pour vouloir me quitter dans ma vieillesse ? Encore si, durant le cours de ma vie, je vous avais employés à lire de vieux contrats et les maudits écrits que la chicane griffonne pour le supplice de la vue, vous auriez raison de vous plaindre et de vous venger de ma dureté. Mais je ne vous ai jamais fait lire que de beaux écrits dans les plus belles éditions du monde. Partagez avec moi, je vous prie, les infirmités de l'âge comme je partage avec vous ce qui me reste de plaisirs. Je retrancherai quelque chose de vos longues lectures, je les choisirai davantage afin qu'elles vous coûtent moins. De plus, pour votre soulagement et pour marque de mon amitié, je vous fais présent d'une excellente paire de conserves.» « (*Mélanges d'histoire* et de *littérature*, par Vigneul-Marville, ou plutôt dom Bonaventure d'Argonne.) Ces singulières et touchantes paroles d'un homme instruit prouvent l'importance qu'il attachait à l'usage des verres. Mais comment se procurer une *excellente paire de conserves*? Voilà un point très difficile.

Tout ce que nous avons dit dans le chapitre précédent n'a rapport qu'aux verres dont la fabrication est très soignée. Nous avons signalé les fréquents résultats qu'entraîne leur abus; mais que pourrions-nous dire de ces verres de rebut, choisis au hasard, et qu'on rencontre partout? Peut-être ne serait-il pas indigne de l'attention des magistrats d'étendre leur vigilance sur cet article important de la santé des citoyens, surtout pour les lunettes ordinaires. Séduites par le prix peu élevé de ces instruments, la plupart des personnes qui les achètent ne réfléchissent point qu'elles y mettent en effet une valeur inestimable, puisqu'elles les paient de la perte de l'organe le plus précieux. Si, d'une part, on considère l'admirable structure de l'œil, et, de l'autre, la difficulté de bien travailler les verres, les industrieux procédés, les soins minutieux, les talents, la longue expérience que leur fabrication exige des artistes qui se consacrent à ce genre de commerce, on pensera facilement combien sont funestes à la vue les verres communs, également défectueux par la matière, par le travail et par la monture.

Quoique les bornes de cet ouvrage ne nous permettent pas d'entrer dans les détails de l'optique mécanique, il n'est pourtant pas hors de propos de faire quelques remarques sur les verres de bonne ou mauvaise qualité. Le meilleur serait sans doute d'en proscrire tout-à-fait l'usage, surtout des concaves; mais, puisque le mal est devenu si général, tâchons au moins d'en atténuer les effets.

Quelles que soient la forme et la couleur d'un verre, il doit réunir ces trois qualités, être *net*, *pur*, *égal*, dans toute sa substance : il faut que sa transparence ne soit troublée ni par des bouillons, des flammosités, ni par des nuages, encore moins par des sinuosités ou quelque mélange hétérogène. Les filaments qui le traversent en plusieurs sens, quoique d'une manière presque imperceptible, sont regardés, et à juste titre, comme une défectuosité essentielle.

Quand les courbures sont déterminées et régularisées, que le verre a reçu de la main d'un habile ouvrier le *douci* et le poli nécessaires, il faut qu'on le trouve singulièrement doux et velouté au tact; que son éclat et son brillant augmentent, quand, après l'avoir couvert de la vapeur de l'haleine, on l'essuie légèrement avec un linge fin et propre. La réunion de tous ces avantages est indispensable si l'on veut obtenir une réfraction parfaite des rayons lumineux; sans celá, la lumière ne traversant pas également le verre, il se fera des réfractions partielles dont l'effet ne peut être que dangereux.

La *disparité des foyers* — est aussi un défaut remarquable dans les besicles ou lunettes communes. Il est constant que rien n'est plus rare que de rencontrer des personnes dont les yeux aient une égale portée. Le foyer de chaque verre devrait donc être exactement proportionné à la force ou à la faiblesse de l'œil qui lui correspond; mais, loin de là, toutes les personnes qui se servent de verres concaves ou convexes les portent presque toujours au même numéro : on en sentira maintenant le danger.

L'*irrégularité des courbures* — doit être évitée

avec soin. Il est indispensable que les sommets des deux courbures d'un verre n'aient qu'un seul et même axe. C'est une condition à laquelle manquent souvent les ouvriers peu attentifs ou peu habiles, et cette disposition produit de fâcheux résultats; car la réfraction des rayons ne se faisant pas d'une manière convenable, leur réunion sur la rétine ne donne alors que des images sans netteté; l'œil, continuellement forcé, finit par se détériorer.

Enfin il est une dernière qualité des verres non moins essentielle que les précédentes, c'est le rapport exact de leur foyer avec la portée de la vue. Rien de plus important, notamment pour les myopes. Le foyer est-il trop long, non-seulement les besicles deviennent inutiles, mais elles fatiguent les yeux; s'il est trop court, on ne pourra jamais s'y accoutumer qu'au prix du dépérissement de l'organe.

Pour bien s'assurer des verres les plus convenables à sa vue, il faut donc en examiner soigneusement, scrupuleusement et SOI-MÊME, la *pureté*, le *transparent*, le *poli*, les *courbures* convexes ou concaves; bien s'assurer, en les présentant alternativement à chaque œil, du foyer qui convient à l'un ou à l'autre; éprouver par des essais répétés et prudents, car rien ne fatigue davantage, sur des livres ou autres objets, ceux qui sont d'un effet plus doux ou plus fatigant. Une chose non moins essentielle est de s'en servir quelque temps avant d'en faire l'achat. Il n'est pas rare de trouver des verres qui semblent d'abord convenables, et dont un usage plus continu démontre le contraire. L'œil, comme tout autre organe, a besoin de s'adapter, de s'accoutumer aux instruments dont il se sert.

La *monture* – exige aussi certaines précautions. Trop faible ou trop mobile, son mouvement continuel dérangera à chaque instant l'axe de la vision. Si les verres sont trop près de l'œil, son action en sera gênée ; d'ailleurs, le poli étant bientôt terni par la transpiration, il se formera un nuage qui ne permet plus de rien distinguer; mais s'ils sont trop éloignés, ils n'atteignent pas le but qu'on se propose. Il est donc important que les branches des besicles, quelles que soient leur forme, leur direction, leur étendue, aient l'*élasticité*, la *longueur* et la *solidité* nécessaires pour être placées à une distance convenable des yeux et ne point se déranger par les mouvements de la tête. C'est là même ce qui fait le danger des monocles, *lorgnons* ou toute espèce de lunettes qui se tiennent à la main. Ces instruments finissent toujours par affaiblir les deux yeux, l'un par excès d'action, et l'autre par défaut. Ils fatiguent surtout la vue en ce que, la main ni la tête n'étant jamais fixes, le foyer varie à chaque instant, ce qui fait éprouver à la pupille des changements de diamètre aussi rapides que subits. Pour diminuer cet inconvénient, il faudrait s'en servir alternativement de l'œil droit à l'œil gauche, et jamais continuellement. Il est à remarquer que l'usage de ces *monocles* a beaucoup diminué; on se sert le plus ordinairement de lorgnettes à deux verres ou *binocles*, et les yeux se fatiguent moins. Toutefois, comme il faut que la mode intervienne en tout, nous ferons observer que les verres de ces lorgnettes et même des nouvelles besicles sont beaucoup trop petits, trop peu étendus sur l'organe qui, n'étant point abrité, reçoit des rayons lumineux dans toutes les directions, en haut, en bas, latéralement, indépendamment de ceux qui traversent directement les verres et qui éprouvent, en raison de ce milieu, une modification particulière. C'est une triste chose que la mode et l'élégance quand elles tendent à la détérioration d'un sens aussi précieux que celui de la vue. Au reste, que ces détails ne paraissent pas trop minutieux ; car c'est ici le cas de répéter qu'on ne saurait prendre de précautions trop longues en apparence, si on ne veut pas les trouver trop courtes en effet.

CHAPITRE IX.

DES LUMIÈRES ARTIFICIELLES.

—

Le moyen le plus sûr, le plus direct, le plus court de détériorer sa vue est de la fatiguer au moyen des lumières artificielles : on le sait, on en convient généralement, et cependant il est très rare qu'on cherche à en prévenir les funestes effets, à moins que les yeux ne soient déjà malades. Les gens de lettres, les hommes d'État et les riches, une certaine classe d'ouvriers, sont notamment les personnes les plus exposées à ce dangereux ennemi de la vue ; il n'y a guère que les agriculteurs, les marins, les militaires et même les pauvres, ces enfants gâtés de la nature sous quelques rapports, qui lui échappent, par la raison toute simple qu'ils ne se servent jamais ou bien peu de lumières artificielles, que, le plus souvent, ils veillent le jour et dorment la nuit.

Les lumières artificielles nuisent par deux raisons : la première, c'est que, outre l'impossibilité de les répartir également, la vacillation continuelle de la flamme, la fumée infecte qui s'élève de l'huile ou du suif, irritent continuellement la conjonctive et les paupières ; la seconde, c'est que, n'étant jamais aussi éclatantes que la lumière du jour, elles exigent de l'organe une action d'autant plus forte. Le géomètre Bouguer dit que la force de la lumière du soleil est à la force de la lumière d'une chandelle qui éclaire à *douze pieds* de distance comme *onze mille six cent soixante-quatre* est à *un*. Enfin on a expérimenté que vingt chandelles allumées dans un lieu obscur éclairent un œil qui n'en est éloigné que d'un pied comme l'éclaire la lumière qui règne à l'ombre du soleil. La lumière au *gaz* n'a pas les inconvénients ordinaires des lumières artificielles ; mais sa blancheur, son éclat, sa vivacité, surexcitent singulièrement la rétine ou partie nerveuse de l'œil. Le gaz *brûle* la vue, dit le peuple ; il y a du vrai dans cette expression, malgré les moyens modérateurs inventés pour neutraliser les inconvénients dont nous venons de parler.

Le danger de ces lumières est tellement reconnu, que la première chose que l'on conseille avec raison aux personnes qui ont les yeux faibles et irritables, c'est de ne jamais travailler la nuit. Nous donnons ce même conseil à toutes les personnes qui désirent conserver leur vue en bon état. A la vérité, c'est crier dans le désert pour une infinité de gens habitués à prendre midi pour le point du jour. Au moins devraient-ils diminuer le danger par les précautions suivantes. Toute lumière artificielle doit réunir ces trois qualités : qu'elle soit *forte*, *égale*, *immobile*. Il est facile d'en sentir les raisons. Beaucoup de lampes, telles qu'on les a perfectionnées, remplissent assez bien ce triple objet, et notamment les lampes de Carcel, avec toutes leurs modifications ; je n'en connais pas de meilleures. S'il est impossible de s'en procurer, ou que les facultés ne le permettent pas, le meilleur est d'employer de grosses chandelles, parfaitement fabriquées, et qu'on multipliera selon les besoins et le genre de travail, car il ne s'agit pas de vouloir économiser mal à propos ; mieux vaut cent fois aller se coucher que de risquer la santé de ses yeux à la lueur d'une mauvaise chandelle, dont la mèche disproportionnée, le suif mal préparé, ne donnent qu'une flamme pétillante, sans éclat, et une odeur infecte.

La plupart des *paralumières* qu'on emploie à l'effet d'obvier à l'inconvénient d'une trop forte lumière artificielle ne remplissent pas l'intention des inventeurs. Il arrive toujours qu'ils interceptent trop ou trop peu les rayons lumineux : dans le premier cas, ils fatiguent beaucoup la vue ; et, dans le second, ils deviennent inutiles. Il est mieux de placer au-dessus des sourcils une espèce de visière brune, légère, qui empêche que la lumière ne frappe l'œil d'une manière trop vive dans des directions opposées et par conséquent nuisibles.

On a demandé plusieurs fois s'il valait mieux se servir d'une lampe que d'une chandelle : l'une et l'autre sont également bonnes, pourvu que la lumière qu'elles fournissent ait les qualités que nous avons requises. Il est cependant d'observation que la flamme d'une lampe, outre son volume plus considérable, est moins vacillante que celle d'une chandelle ; elle est donc préférable quand l'huile est épurée et la mèche bien disposée; mais rien n'est au-dessus des bougies de bonne qualité et multipliées selon les besoins.

Quoique le travail du soir et de la nuit soit à peu près indifférent quand on ne néglige aucune précaution essentielle, il est pourtant incontestable que la lecture fatigue davantage que l'action d'écrire. Nous conseillons donc de réserver pour le soir la portion du travail qui ne consiste qu'à écrire, en recommandant la règle précédemment émise des intervalles de repos. Mais composer la nuit est la méthode la plus dangereuse et malheureusement la plus commune. La veille, l'action de la lumière artificielle, le violent exercice de la pensée, les fatigues précédentes de la journée, composent une série d'excitations excessives auxquelles les plus fortes vues ne résistent pas longtemps.

CHAPITRE X.

CONDUITE A TENIR DANS LES CAS D'ACCIDENTS OU DE MALADIES LÉGÈRES DES YEUX.

—

Si l'on doutait encore de l'exquise sensibilité de l'œil et des attentions continuelles que cet organe exige, il ne faudrait, pour s'en convaincre, qu'examiner les funestes résultats que produisent quelquefois les accidents les plus légers. Tous les jours la pratique nous en fournit des exemples. On a vu la simple pression des yeux occasioner une cécité complète et subite, un travail forcé pendant une nuit entière déterminer une cataracte, etc. Il faut surtout être en garde contre les contusions et les percussions. Si elles ne sont que légères, on se contentera de bassiner l'œil avec de l'eau fraîche, un peu d'eau-de-vie et quelques gouttes d'extrait de Saturne. La suspension de tout travail est également indispensable.

Mais un des accidents les plus ordinaires est l'introduction de quelque corps étranger sous les paupières. Nous recommandons ici deux précautions : la première, de ne point frotter l'œil pour faciliter la sortie de ce corps étranger, ce qui est inutile et nuisible; la seconde consiste à bien s'assurer, s'il est possible, de quelle nature est le corps étranger. Quand on le sait, et qu'on a reconnu sa position, on soulève l'une ou l'autre paupière, et on en fait l'extraction au moyen d'un morceau de papier roulé en forme de cône; l'œil sera ensuite tenu en repos quelque temps et bassiné avec de l'eau fraîche. Nous supposons toujours que le corps étanger est petit et d'une facile extraction; car s'il était volumineux, irrégulier, fiché dans la cornée ou toute autre partie de l'œil; si, quoique d'un petit volume, il était déjà recouvert par le gonflement de la conjonctive, ce que nous avons vu nombre de fois lorsque, dès le commencement, on ne l'a point expulsé, il faut sans balancer recourir à un homme de l'art expérimenté.

Lorsque les yeux ont été piqués par une abeille, une guêpe, un cousin, tout le monde sait qu'il en résulte presque aussitôt un gonflement considérable. Il convient d'abord de rechercher si l'aiguillon est resté dans la piqûre, et de l'enlever; on bassine ensuite la partie avec une légère solution d'extrait de Saturne dans de l'eau fraîche. Les frictions d'huile douce et tiède conviennent également.

Enfin, il est une autre espèce de maladie légère des yeux, et dont nous croyons devoir parler ici avec certains détails, parce qu'elle attaque et qu'elle effraie un grand nombre de personnes. Cette maladie consiste dans la perception d'une plus ou moins grande quantité de corpuscules noirs, imaginaires, qui semblent voltiger devant les yeux. Toujours très variés dans leurs formes, ces petits corps en affectent quelquefois d'assez bizarres. Il y en a qui paraissent comme de longs filaments, des réseaux, des pates de mouche, des toiles d'araignée, etc.; d'autres représentent des corps ondulés et brillants; enfin on aperçoit une quantité de bulles lumineuses dont la position ne change que par les mouvements de l'œil. (*Voyez* la dernière planche du grand et bel ouvrage de Demours, où cette affection est représentée avec une rare perfection.)

C'est cette maladie qui constitue les *imaginations perpétuelles* de Maître-Jan, ce qu'on appelle encore la *myodepsie*, mot qui n'exprime qu'imparfaitement les corpuscules dont il s'agit. Qu'on se garde bien d'ailleurs de confondre ces *apparences* avec celles qui se manifestent dans le principe d'une cataracte, pas plus qu'avec ces *suffusions scintillantes* dont on a quelquefois la sensation après de profondes méditations: elles en sont fort distinctes. C'est en général un signe douteux, dans le principe d'une cataracte, que ces taches, ces filaments qui semblent voltiger devant les yeux, puisqu'on peut les confondre avec les *imaginations*, les corpuscules dont il est question. Tant que l'altération du cristallin n'est pas sensible à la vue, il faut suspendre son jugement, pour l'honneur de l'art et la tranquillité du malade.

Essayons de tracer ici les principales différences des unes et des autres.

1° Quoique la cataracte attaque les yeux à quelque âge que ce soit, on a cependant remarqué que les vieillards y étaient plus exposés que les jeunes gens et les adultes; le contraire s'observe pour les *corps flottants* dont nous parlons.

2° Si deux individus atteints de l'une et de l'autre de ces affections sont placés dans un grand jour, celui qui n'a que les *imaginations* distinguera parfaitement les objets, tandis que l'autre, menacé de cataracte, ne les verra que confusément : un jour modéré lui conviendrait mieux. Ce dernier phénomène, comme on sait, est dû à la dilatation de la pupille, qui permet aux rayons obliques de pénétrer dans l'intérieur de l'organe.

3° Les corpuscules imaginaires sont répandus çà et là dans l'œil, tandis que dans la cataracte l'opacité part presque toujours du centre et se répand comme un voile qui obscurcit peu à peu la vision.

4° On n'aperçoit dans une cataracte qui commence ni bulles lumineuses, ni corps ondulés et brillants.

5° Quand on regarde directement devant soi et sans tourner l'œil, on voit toujours les *imaginations* descendre et s'écarter de l'axe de la prunelle. D'ailleurs, elles suivent constamment les mouvements les plus rapides de l'organe, ce qui n'a pas lieu quand elles sont les précurseurs d'une cataracte.

6° L'état de l'atmosphère n'influe en rien sur ces derniers, mais il n'en est pas de même relativement aux autres. Quand le ciel est serein, l'air extrêmement pur, ils semblent moins condensés, moins incommodes, quoique toujours très visibles; on se flatte même de l'espoir qu'ils disparaîtront; mais si l'atmosphère devient chargée, pluvieuse, on les voit pour ainsi dire se multiplier.

7° La prunelle jouit toujours de ses mouvements naturels dans l'affection corpusculaire, et l'œil, examiné de près et attentivement, offre cette transparence profonde qui atteste le bon état du cristallin.

8° Enfin le signe par excellence, c'est que les petits corps qui sont le résultat de l'opacité du cristallin augmentent peu à peu d'intensité, au point de produire une cécité complète, tandis que les autres restent plusieurs années, et même toute la vie, avec plus ou moins de variétés, sans changer leur nombre, leur forme et leur position. Il y a maintenant plus de quarante ans que nous sommes atteint de cette légère affection sans qu'il s'y soit opéré le moindre changement.

C'est ainsi qu'on pourra distinguer deux maladies bien différentes quoiqu'elles s'annoncent d'une manière presque identique. Distinction très importante à faire; car l'une annonce la perte plus ou moins prochaine de la vision, tandis que l'autre mérite à peine le nom de maladie.

Malgré l'évidence assez prononcée des signes dont nous avons parlé, il est encore beaucoup de personnes qui prennent les *apparences* corpusculaires pour celles qui indiquent une cataracte ou une goutte sereine commençantes. On voit même de savants médecins tomber pour leur propre compte dans cette erreur et s'assujétir à des traitements tout-à-fait inutiles. On trouve dans les *Actes* de Copenhague pour l'année 1673 une lettre assez curieuse, datée du 16 juin, écrite par le docteur Hahnemann à Thomas Bartholin. Nous l'insérons ici pour donner une idée du traitement auquel on se soumet alors inutilement. « Il y a environ dix mois, dit-il, qu'il m'a semblé avoir devant les yeux des toiles d'araignée, sans que ma vue en ait souffert, puisque, à l'heure même où je vous écris, je l'ai encore si bonne que je verrais les plus petits objets, et que je puis même supporter la lumière la plus vive sans aucune douleur. Je me suis purgé plusieurs fois ; j'ai pris des pilules céphaliques ; je me suis fait suer ; j'ai un cautère au bras gauche depuis neuf mois ; j'ai eu les vésicatoires ; je vis d'un grand régime ; malgré tout cela, je vois toujours voltiger des images qui changent de forme à chaque instant, et suivent les différents mouvements de mes yeux. Je tremble qu'à la fin *il ne me vienne une cataracte*, quoique Plempius dise avoir eu depuis son enfance de pareilles images sans que sa vue en ait été affectée considérablement, et que j'aie aussi traité un malade qui voyait ainsi les objets à travers une espèce de crêpe sans en avoir la vue moins bonne. »

Voici la réponse de Bartholin ; elle indique la seule méthode qu'il y ait à suivre dans cette circonstance. « Les toiles d'araignée, dit le savant médecin danois, dont vous vous plaignez, ne doivent point vous alarmer. Il y a plus de *trente ans* que j'eus à Padoue les mêmes accidents. Je craignais, comme vous, que ce ne fussent les avant-coureurs de la cataracte ; mais le docteur Sala me rassura, en me disant qu'elles causaient plus de peur que de mal. Depuis ce temps-là, je n'ai tenu compte de ces images qui me voltigent devant les yeux, et qui augmentent ou diminuent suivant que l'air est plus humide ou plus sec, sans que ma vue en ait été jamais plus troublée que la vôtre. J'ai eu attention à ne jamais veiller depuis ce temps-là, à ne point lire ni écrire après souper, à la chandelle. J'ai fait usage du tabac qui m'a fait beaucoup de bien en détournant par les narines les sérosités qui auraient pu troubler ma vue. Plusieurs personnes à qui j'ai recommandé ce remède s'en sont bien trouvées aussi. J'ajoute quelquefois au tabac la marjolaine, l'euphraise, le fenouil, ou l'agaric en trochisques. »

Nous ne parlerons pas des causes auxquelles on attribue cette légère affection des yeux. Les auteurs ne sont nullement d'accord sur ce point. A vrai dire, dans l'état actuel de la science, cette cause est inconnue. La seule méthode curative à observer consiste donc à ménager sa vue autant que possible, à la fortifier par les préceptes hygiéniques que nous avons conseillés. Quant aux moyens locaux, nous sommes loin de les recommander spécialement. Les eaux d'*euphraise* ou de *plantain* ont tout-à-fait perdu leur vogue, aussi bien que celle de bluets, jadis si bénévolement appelés *casse-lunettes*. On a même renoncé à cette foule de recettes, de formules, qui ornent les anciens *Dispensaires*, le *Manuel de charité*, le *Trésor de santé*, etc. Il n'y a plus aujourd'hui que les bonnes femmes et les charlatans qui aient le privilége de connaître des remèdes infaillibles. De l'eau pure et fraîche, à moins d'une disposition catarrhale de l'œil, remplit mieux l'objet qu'on se propose que toute autre drogue. Veut-on la rendre plus active, on y ajoute quelques gouttes de rhum, d'eau-de-vie, d'extrait de Saturne, d'eau de mélisse ou de Cologne, d'après la sensibilité de l'œil. Rien de mieux pour fortifier, rafraîchir l'œil et dissiper cette légère phlogose qui survient aux yeux après leur application soutenue. Voilà du moins ce que l'expérience prouve chaque jour être le plus convenable dans les affections légères de la vue. Mais si ces cas se compliquent, ne balancez pas à ne plus vous en rapporter à vos propres lumières. C'est là le dernier conseil, et peut-être le plus important de tous, que nous adressons aux personnes dont les yeux sont faibles et délicats. Le célèbre Hofmann disait que les remèdes intempestifs et empiriques avaient plus compromis d'yeux que la maladie elle-même ; c'est une vérité dont il est facile de se convaincre. Aussitôt que la maladie paraît grave, il faut donc recourir aux gens de l'art les plus expérimentés, et non à cette foule de médicastres qui savent tout, hors qu'ils sont ignorants.

Enfin qu'on se rappelle bien que cette partie de l'art de guérir fournirait peut-être le plus long chapitre au médecin savant et spirituel qui s'était proposé de faire un ouvrage intitulé *Des maladies produites par les remèdes*, DE MORBIS A MEDICAMINIBUS.

CONSIDÉRATIONS

SUR LES CAUSES

DE LA MYOPIE

OU VUE BASSE.

Ce qui frappe le plus dans l'étude de la médecine un esprit juste et sans préjugés, c'est la multitude de systèmes qui ont activé et le plus souvent entravé la marche de cette science. Les lenteurs de l'expérience, les fatigues de l'observation ont souvent fait place à l'abus des abstractions, aux raisonnements, aux hypothèses; l'histoire de notre art l'atteste. Aussi qu'est-il arrivé? Qu'avec un petit nombre de principes très généraux on veut rendre raison de tous les phénomènes, même les plus incompréhensibles. Avec quatre tempéraments, quatre humeurs, quatre qualités, quatre facultés, quatre éléments, quatre intempéries, Galien et ses sectateurs n'ont-ils pas expliqué pendant quatorze siècles et les maladies et les effets des médicaments?

Ils ne voyaient rien au delà ; car, selon la remarque de Zimmermann, un stahlien ne voit partout que son âme et ses hémorrhoïdes, comme un amant ne voit partout que sa maîtresse.

Mais, parmi les nombreuses sectes qui tour à tour se sont disputé l'empire médical, on peut distinguer celle des mécaniciens. Il fut un temps, comme on l'a dit, où la médecine n'était considérée que comme une partie des mathématiques appliquée à l'économie animale. Que de temps, de réflexions et d'expériences n'a-t-il pas fallu pour établir ce principe reconnu de nos jours comme incontestable, que tout calcul, par cela même qu'il est rigoureux, n'est point applicable aux forces de la vie ! Les physiologistes modernes ne sont pourtant pas encore tout-à-fait affranchis de ces explications tirées de la physique. Il est encore beaucoup de phénomènes auxquels on les applique, et principalement à ceux de la *vue* et de l'*audition*. Ici presque tout est mathématique. Les physiciens seuls ont produit les faits, établi les principes qu'on a ensuite adoptés sans restriction avec une espèce de servilité. Que les rayons sonores ou lumineux soient soumis dans l'œil ou dans l'oreille, jusqu'à un certain point, aux lois ordinaires de la physique, c'est ce qu'il est impossible de nier; mais que le son ou la lumière n'éprouvent dans ces organes aucune modification de la part du principe de sensibilité qui les anime, qu'on doive les considérer comme des corps inertes uniquement et simplement réfrangibles ou réflecteurs, c'est, selon nous, une grande erreur physiologique. Pour nous borner au sens de la vue, nous dirons que, quoiqu'on explique assez bien par les belles expériences de Newton et les calculs d'Euler la plupart des phénomènes de la vision, il est facile de voir que leurs principes d'optique sont insuffisants pour les expliquer tous. N'est-il pas, en effet, une multitude de points sur lesquels on peut élever des doutes et des objections? Mais jusqu'à présent on n'a point été au delà. Serait-ce par l'impossibilité de pénétrer dans les mystères de la nature plus avant que ne l'ont fait ces illustres savants, ou bien, comme je le crois, par le penchant que l'on a toujours de substituer ce qui séduit l'esprit, ce que l'on croit concevoir, à la place de ce qui est réellement? C'est du moins l'avis de Condillac lorsqu'il assure que les plus dangereux systèmes en physique sont précisément ceux qui *paraissent rendre raison de tout* et donner les meilleures explications.

Ne craignons donc pas de le dire, il reste encore beaucoup à découvrir dans tout ce qui concerne la vue. On n'a point déterminé de quelle manière se fait l'acte de la vision dans le cerveau; car c'est un axiome établi par Aristote que c'est l'esprit qui voit et non pas l'œil. L'usage du trou central de la rétine, particulier à l'homme et au singe, n'est pas connu, non plus que celui du canal godronné de Petit. On ignore absolument les moyens de nutrition du cristallin et de l'humeur vitrée. L'*ajustement focal* des différentes parties de l'œil pour distinguer les objets à différentes distances n'est connu qu'imparfaitement. Quelles inflexions affectent les surfaces des milieux que traverse la lumière pour corriger l'aberration de courbure? Quelle loi de décroissement suivent, dans leur densité variable, les couches du cristallin et du corps vitré pour remplir les conditions de l'achromatisme? Sait-on comment la cataracte peut se former? comment il se fait que certaine affection de l'estomac produit une goutte sereine, et ainsi de la plupart des maladies des yeux? On a essayé, par des expériences au moins très spécieuses, d'ôter à la rétine le privilége de recevoir les impressions des objets. (*Mémoire de M. Le Hot*, lu à l'Académie de médecine en 1822.) N'a-t-on pas été trop loin en affirmant que la vue avait longtemps besoin du toucher pour la guider, et les mains sont-elles en droit de dire aux yeux, *Faites comme nous*, ainsi que l'ont dit plusieurs naturalistes et métaphysiciens célèbres (1)? Ne serait-il pas également digne de l'attention des physiologistes de déterminer le degré de confiance qu'on doit accorder à la théorie publiée il y a quelques années par le docteur Steinbuch sur l'*action lucifique* de la rétine? Ce savant prétend que le cercle lumineux qu'on observe en pressant le globe de l'œil, ou à la suite d'un coup violent, n'est autre chose que la faculté donnée à la rétine de produire une lumière qui lui est

(1) « A peine sortis de la coque, on voit les petits des gallinacés courir au grain, le becqueter, sans commettre aucune erreur d'optique, ce qui prouve qu'ils savent très bien se servir de leurs yeux sans l'avoir appris, et qu'ils jugent avec exactitude des distances. Ce phénomène trivial, qui s'observe journellement dans nos basses-cours, est bien capable de faire rêver beaucoup les véritables penseurs. » (*Cabanis.*)

propre : d'où il conclut que tous les phénomènes de la vision résultent de cette *action lucifique* propre de la rétine, et que la lumière qui arrive du dehors au fond de l'œil ne fait que déterminer cette action, comme le doigt la met en jeu au rebord de la dépression qu'il opère. Cette action, étant ensuite transmise par le moyen du nerf optique au cerveau de l'animal, y produit la sensation de la lumière et des objets extérieurs. Quoi qu'il en soit de cette opinion, il est certain que cette lumière existe; et, chose étrange, aucun des physiologistes modernes n'en fait même mention. Ils n'en connaissent pourtant ni le siége, ni l'origine, ni l'usage : elle est très intense chez les animaux qui ont la faculté de voir la nuit (1). Plusieurs faits prouvent que, dans certains individus, cette propriété s'est dé-

(1) L'espèce d'éclair qui apparaît lorsqu'on se comprime l'œil dans l'obscurité n'est point connu dans ses effets. Cependant, le savant physiologiste Müller raconte qu'il s'est trouvé un cas où les tribunaux ont soumis ce phénomène à l'application de la médecine légale. Il s'agissait d'un homme qui, attaqué la nuit par deux voleurs, disait en avoir parfaitement reconnu un à l'aide de l'éclatante lumière produite par un coup de poing qui lui avait été asséné sur l'œil droit. Mais cette assertion manque de preuves.

veloppée au point qu'ils pouvaient distinguer les objets dans la plus profonde obscurité. L'historien Suétone rapporte que Tibère, s'étant éveillé au milieu de la nuit, vit tout à coup, mais pendant peu de temps, tous les objets éclairés (1). Il y avait, dit Le Cat (*Traité des sens*, pag. 310), une fille à Parme qui voyait aussi clairement à minuit, toutes ses fenêtres étant bien fermées, qu'à midi. Quelquefois cette faculté ne se développe que dans un état maladif et après un coup violent reçu à l'œil. On trouve dans plusieurs recueils scientifiques des exemples de ce genre, et le fait suivant, consigné dans l'un des plus célèbres (*Journal des savants*, année 1677), est assez connu. Un homme voulant monter un luth fut blessé à un œil par une corde qui se cassa. Ayant fait usage pendant quelques jours de remèdes calmants, il se croyait déjà guéri, lorsqu'il remarqua que la sensibilité de son œil avait tellement augmenté qu'il pouvait, au milieu des ténèbres, discerner tous les objets, lire toutes sortes

(1) *Quod mirum esset, noctu etiam et in tenebris viderent (oculi), sed ad breve, et cum primum a somno patuissent, demum, rursum hebescebant.* (In Tiber., § 68.)

de caractères ; mais, en revanche, il ne pouvait rien distinguer de cet œil à la lumière du jour, à peine tolérait-il l'éclat d'une chandelle. Cet effet dura quelque temps, après quoi les choses revinrent dans l'état naturel, et cet homme perdit l'avantage d'avoir un œil de nuit et un œil de jour.

Il serait inutile d'étendre plus loin ces réflexions, qui nous écartent trop de notre sujet. L'unique but qu'on s'est proposé a été de donner un léger aperçu des connaissances à acquérir pour avoir une idée parfaite de la vision. Nous allons maintenant essayer de prouver que la myopie est un des phénomènes de la vision dont l'explication physico-géométrique actuelle est tout-à-fait insuffisante.

On admet généralement trois degrés de portée dans la vue : on les distingue par les noms de *vue ordinaire*, de *vue presbyte* et de *vue myope*. Il ne faut pas croire néanmoins que la portée de chaque vue ait des limites tellement rigoureuses qu'elle ne puisse s'en écarter ; car le point de division exacte peut être en deçà ou au delà de quelques centimètres. Cependant on peut assurer qu'un individu jouit d'une vue parfaite quand il peut lire facilement à un pied ou trente-trois centimètres environ de distance les caractères ordinaires de l'imprimerie, qu'il est presbyte s'il ne peut les distinguer qu'à deux pieds et demi ou trois pieds, près d'un mètre et au delà, et enfin qu'il est atteint de myopie quand, au delà de six pouces, quinze à seize centimètres environ, il ne les voit qu'imparfaitement. Il y a des personnes dont la vue est tellement courte qu'elles ne peuvent lire qu'à quatre, trois, deux et même un pouce, douze, huit ou cinq centimètres de l'œil; mais au delà du terme que nous avons assigné elles ne doivent plus être considérées comme myopes. Tout autre signe par lequel on caractérise ce défaut de la vision est toujours fort douteux.

D'après l'opinion généralement reçue, la cause essentielle, primitive, de ce vice est dans tout ce qui peut augmenter la force réfringente de l'œil et occasioner la réunion des rayons lumineux avant de parvenir à la rétine. Mais quelle peut être précisément la disposition organique capable d'opérer cet excès de réfraction en cas qu'il existe? Ici les physiciens, les physiologistes, se copiant les uns les autres, ont constamment varié : nous en faisons exprès la remarque. Ils l'attribuent :

1° A la force de l'habitude ;

2° A la trop grande convexité du cristallin;

3° A la densité de ce corps ;

4° Au volume disproportionné du globe oculaire ;

5° A sa petitesse ;

6° A la saillie trop prononcée de cet organe;

7° A son enfoncement ;

8° A son allongement.

On voit déjà qu'il n'y a rien de positif à cet égard; dès lors il est probable que si l'on multiplie la cause, c'est qu'on ne connaît pas la véritable. Mais reprenons chacune d'elles en particulier, et tâchons d'en apprécier la valeur et la réalité.

1° Quoiqu'on ne puisse totalement nier ici l'influence de l'habitude, on voit cependant beaucoup de personnes qui ont la vue basse dès leur plus tendre enfance, bien que leur éducation physique ait été très soignée. D'ailleurs, on aurait beau s'exercer pendant plusieurs années à ne considérer les objets que de près, il est fort douteux que, par cela seul, on devienne myope ; il faut quelque chose de plus réel, de plus physiologique, pour altérer l'organe.

2° *La convexité du cristallin*. C'est à cette

cause qu'on attribue principalement la myopie; mais n'a-t-on pas jugé que cela devait être ainsi, plutôt que cela était en effet? Nous pouvons donner comme positif que le cristallin éprouve de fréquents changements dans sa transparence, quelquefois dans sa consistance, mais très rarement dans ses diamètres. Nous avons eu occasion de voir les cristallins de différentes personnes affectées de ce vice de la vue; et jamais, malgré tout le soin que nous ayons mis à cette recherche, nous n'avons aperçu cet excès de convexité qu'on lui suppose. Nous avons toujours trouvé, en mesurant ce corps, les dimensions que François Pourfour du Petit a si savamment établies. (*Mémoires de l'Académie des sciences*, année 1730.) Percy, dont le témoignage est du plus grand poids, nous a lui-même assuré qu'ayant eu également l'occasion d'examiner les cristallins de personnes myopes, il n'a pas observé cette extrême convexité qu'on lui suppose dans le cas dont il s'agit. Il en est de même de celle de la cornée; cette convexité n'est jamais aussi grande qu'on le croit. Si l'on se place de côté, et qu'on regarde l'œil horizontalement, cette membrane paraît extrêmement bombée dans certains sujets ; mais c'est l'organe lui-même qui se projette en avant, c'est l'œil entier qui fait saillie. Remarquons en outre que la cornée est très convexe et presque hémisphérique chez plusieurs animaux, qui n'en distinguent pas moins les objets de très loin. Les oiseaux de proie sont dans ce cas : leur vol est très élevé, leur vue fort étendue, et le *regard perçant* de l'aigle est une expression aussi juste en physique qu'en style poétique. A la vérité le cristallin est tant soit peu aplati, mais jamais dans la proportion de la convexité de la cornée.

3° Peut-on regarder la *densité* contre nature du cristallin, de la cornée ou de toute autre humeur de l'œil, comme cause de la myopie? Plusieurs physiciens l'ont pensé ; mais comment s'assurer de ce fait, et par quelles expériences l'a-t-on constaté ? Cette cause n'est encore qu'une pure assertion. Qu'on examine attentivement la consistance des différentes humeurs de l'organe visuel dans un myope, et l'on trouvera qu'elle est *absolument* la même que dans les yeux bien constitués. A la vérité, cette densité peut s'augmenter par les progrès de l'âge ; mais qu'en résulterait-il ? que les vieillards auraient la vue courte, ce qui est précisément contraire à la vérité.

4° *La grosseur disproportionnée de l'œil* a été regardée depuis longtemps comme la cause évidente de cette affection. On ne peut disconvenir que la plupart des personnes qui ont la vue basse n'aient les yeux très saillants; mais cela n'est pas général à beaucoup près. Combien ne voit-on pas d'individus qui les ont très proéminents, très saillants, sans pour cela être myopes? rien de plus commun dans le monde. Janin (*Mémoire sur les maladies de l'œil*, page 439) cite l'observation d'un nommé Sylva, juif portugais établi à Paris, dont les yeux étaient très gros, et qui se servait pourtant, dès sa jeunesse, de verres très convexes. Il n'est pas rare non plus de voir des personnes être obligées de recourir à l'usage des verres concaves d'un foyer assez court, quoique leurs yeux ne dépassent pas le niveau de l'orbite.

5° Par une raison tout-à-fait contraire, chose bizarre, la *petitesse* des diamètres de l'organe a été regardée comme une des causes de la myopie. Buffon surtout pense que les enfants ne sont atteints de ce défaut de la vue que par le peu d'étendue du fond de l'œil; mais cet illustre naturaliste n'a pas remarqué que l'œil des enfants est, à peu de chose près, aussi grand que celui des adultes. C'est une observation faite depuis longtemps par les physiologistes; voilà même pourquoi ils paraissent tous avoir de grands yeux, les autres parties de la figure n'étant point dans les mêmes proportions. Ajoutons encore, et Buffon lui-même a senti l'objection, que l'œil des vieillards se desséchant avec l'âge, ses diamètres par conséquent diminuant de plus en plus, il en devrait résulter une myopie complète dans un âge avancé, phénomène qu'on ne remarquera pas à coup sûr. Voit-on d'ailleurs les animaux pourvus par la nature d'un œil construit sur de grandes proportions distinguer les objets à de plus grandes distances que ceux qui n'ont que de petits yeux? Un bœuf voit-il plus loin qu'une poule, dont la vue perçante distingue à une hauteur prodigieuse l'oiseau de proie qui plane en menaçant sa chère progéniture?

6° Ce que nous avons dit de la grosseur de l'œil peut s'appliquer à sa trop *grande saillie;* elle n'est jamais aussi forte qu'on le croirait d'abord, outre qu'on voit des personnes très myopes dont les yeux sont enfoncés dans l'orbite. Remarquons encore que plus une personne dont la vue est basse avance en âge, et plus la saillie des yeux se manifeste. Admettra-t-on alors, et l'on se trouve forcé à cette supposition, que la convexité du cristallin ou de la cornée augmente en vieillissant, ce qui est évidemment contraire à tous les faits? On ne peut croire également, avec quelques auteurs, à l'action des procès ciliaires qui environnent la circonférence du cristallin pour mouvoir ce corps, le comprimer ou le porter en avant; rien de plus hypothétique. Il est infiniment plus probable de penser que l'organe, toujours excité par l'attention vers l'objet qu'un myope veut considérer, toujours poussé dans le même sens, toujours pressé par l'action simultanée des quatre muscles droits, se trouve à la longue déjeté hors de l'orbite ; il y a une légère *exophthalmie*. Ce qui le prouve encore, c'est que cette saillie de l'organe augmente toujours en proportion de l'usage ou de l'abus qu'on fait des verres concaves, soit parce que la vision ne se faisant qu'au centre du verre, l'œil se dirige plus constamment de ce côté, soit que ces instruments augmentant l'intensité de la lumière, comme nous l'avons dit, l'organe se porte naturellement dans cette direction. La saillie de l'œil, sa proéminence, dans ce cas, bien loin d'être la cause de la myopie, n'en sont au contraire que l'*effet* et le *résultat.*

7° Pour expliquer comment il se faisait que des individus ayant les yeux enfoncés et petits avaient néanmoins la vue courte, on a dit que, par cet enfoncement, les rayons se réunissant avant d'arriver jusqu'à la rétine, il devait en résulter la myopie. Mais alors pourquoi cet effet n'est-il pas général? Pourquoi voit-on communément des personnes dont la vue est d'une grande portée, bien que les yeux soient petits et presque entièrement cachés dans l'orbite? Il est même reconnu que ces sortes de vues se conservent mieux que les autres.

8° On a aussi considéré l'*allongement* de l'organe comme une des principales causes de la myopie. Fortunatus Plempius (*Ophthalmograph.*, pag. 234) pense même que c'est la seule admissible. Dans cette disposition de l'œil, les rayons lumineux, puissamment réfractés, se réuniront avant de parvenir à la rétine. Reste maintenant à prouver que cet allongement existe, quelles peuvent en être les causes, et c'est ce qu'on n'a pas encore fait jusqu'à présent. De La Hire, qui le premier avança cette opinion (*Accidents de la vue,*

Mémoires de l'Académie des sciences), ne la soutient que par des explications très vagues. Ce savant physicien croit que la fonte des graisses de l'œil et la pression des muscles qui l'environnent suffiront pour en opérer l'allongement. On voit d'abord l'insuffisance d'une pareille cause ; car, outre l'impossibilité de prouver que cet allongement est réel, et qu'il provient de la fonte des graisses, les vieillards et toutes les personnes très maigres ne manqueraient pas d'avoir la vue basse. Le même de La Hire, voulant expliquer ensuite comment il arrive que plusieurs personnes deviennent myopes à l'âge de vingt-cinq à trente ans, suppose alors que les muscles droits devenus plus gros, ou que la graisse de l'œil étant augmentée, les yeux seront comprimés et le globe de l'œil allongé. Ainsi deux causes différentes, la fonte et l'abondance des graisses de l'œil, produiront le même effet : est-il quelque chose de moins concluant? On peut au contraire démontrer que le coussinet graisseux placé au fond de l'orbite, et les muscles qui tapissent cette cavité, facilitent et protégent les mouvements rapides de l'organe, loin de le presser assez pour lui faire perdre sa figure sphérique, de toutes les formes d'ailleurs celle qui résiste le mieux aux changements.

Voilà donc les causes de la myopie généralement admises par les physiciens et les physiologistes. Cette manière d'expliquer ce phénomène paraît d'abord simple, satisfaisante, cadrant on ne peut mieux avec les principes de l'optique, et c'est là sans aucun doute ce qui l'a fait adopter. Mais, en y réfléchissant, on voit aisément que cette théorie est frappée de deux vices radicaux : le premier, c'est qu'en examinant attentivement un œil myope immédiatement après la mort, il est impossible de reconnaître aucune des dispositions de structure qu'on suppose pour augmenter la réfraction des rayons. Le second, non moins important, c'est que plusieurs des altérations de l'organe établies comme causes de la myopie sont particulières aux vieillards, comme la densité des humeurs, la petitesse de l'organe, son enfoncement, la fonte des graisses de l'orbite, etc.; de sorte que ces diverses causes contre-balançant l'effet de l'aplatissement du cristallin et de la cornée chez les personnes âgées, il en résulterait qu'elles doivent au moins conserver une vue parfaite.

Si les objections que nous nous sommes permises ont quelque fondement, il faudra en conclure que la théorie actuelle de la myopie est susceptible d'une infinité de restrictions. Disons plus, le sentiment de quelques auteurs qui ont pensé que le véritable principe de cette affection n'était autre chose qu'une altération de la partie nerveuse de l'œil, la rétine enfin, nous paraît le mieux fondé ; plus on recueille de faits bien observés, et plus cet avis mérite de considération.

On a toujours cru que la vue courte n'était qu'un simple accident de la vision, tandis qu'elle est réellement une maladie qui s'augmente ou diminue selon les différents états de l'économie, les soins bien ou mal dirigés qu'on prend de ses yeux. Les anciens mêmes n'en ont jamais eu d'autre idée, et le terme d'*imbecillitas oculorum*, faiblesse de vue, s'entend presque toujours dans leurs livres de la vue courte.

Le premier phénomène qui frappe l'observateur chez un myope, c'est la dilatation de la pupille ; c'est même là un des caractères distinctifs de cette affection ; de La Hire et Porterfields l'avaient déjà remarqué. Or, on sait que l'iris a les plus intimes rapports avec la rétine, et que l'état de cette dernière influe toujours sur celui de la première. Les mouvements de la pupille sont tellement dépendants de la rétine, que si l'on fait tomber sur l'iris isolée un faisceau de rayons lumineux, elle reste frappée d'immobilité, d'après les expériences de Caldani et de Fontana. (*Voy.* ce dernier, *Dei moti dell' iride.*) La pupille est singulièrement dilatée dans la goutte sereine et dans toutes les affections qui tiennent à l'affaiblissement nerveux de l'organe; on observe aussi cet effet à des degrés différents dans les maladies qui attaquent la constitution en général, dans les longues convalescences, chez les sujets faibles, cacochymes, les enfants, les vieillards. *Vividior est iris in juniori homine, in senibus pigrior.* (Haller, *Physiol.*, tom. IV, *Visus.*) « L'iris est plus vive dans le jeune homme, plus paresseuse chez le vieillard. » Voulez-vous constater l'état actuel de l'œil, votre jugement ne sera positif et certain qu'après avoir consulté les mouvements de l'iris : eux seuls peuvent donner la mesure du degré de sensibilité de la rétine. La dilatation pupillaire chez les myopes peut donc faire présumer qu'un tel effet est lié à un certain état de la rétine, qu'il n'est pourtant pas possible de préciser dans l'état actuel de la science; et s'il arrive, par des causes que nous exposerons plus bas, que la myopie fasse des progrès, la dilatation de la pupille augmentera dans la même proportion. L'élargissement de cette ouverture, permettant à un faisceau considérable de rayons lumineux de pénétrer dans l'œil, explique pourquoi les personnes ayant la vue basse ont la faculté de lire, d'écrire et de distinguer les objets à un petit jour, tandis qu'une lumière très vive les fatigue bientôt. L'étymologie même du mot *myopie* prouve que les anciens avaient remarqué cet effet. On sait qu'il vient de μύω, *je ferme*, et de ὤψ, *œil*, parce que les myopes, pour modérer l'action de la lumière, ferment à moitié les paupières quand ils veulent distinguer un objet; c'est ce qu'on appelle *cligner les yeux*. Il y a des myopes dont la pupille est dilatée d'une manière extraordinaire, et rien n'annonce davantage la prédisposition à la goutte sereine; d'autres, au contraire, présentent un phénomène tout opposé : la pupille est chez eux singulièrement étroite; mais, outre qu'il est infiniment rare de rencontrer de pareilles vues, si l'on examine les yeux avec soin, on s'apercevra que la pupille est loin de jouir de ses mouvements naturels : elle est comme contractée et dans un état qui annonce clairement que la sensibilité de l'œil est altérée. Cet effet se manifeste aussi dans certaines amauroses.

La myopie, loin d'être le résultat d'un simple renflement d'une humeur quelconque de l'œil, peut être la suite d'une maladie. De La Hire dit même qu'il a vu des presbytes devenir tout à coup myopes après de longues maladies. Deshais-Gendron en cite un exemple (*Maladies des yeux*, tom. 2, pag. 348). Nous avons vu également, en 1813, un officier être subitement atteint de myopie à la suite d'une fièvre quarte rebelle. Buffon parle, d'après Smith, d'un jeune homme qui devint tout à coup myope en sortant d'un bain froid, dans lequel cependant il ne s'était pas entièrement plongé, et qui depuis ce temps fut obligé de se servir d'un verre concave. « On ne dira pas, continue ce célèbre naturaliste, que le cristallin et l'humeur vitrée aient pu tout d'un coup se renfler assez pour produire cette différence dans la vision; et quand même on voudrait le supposer, comment concevra-t-on que ce renflement considérable, et qui a été produit en un instant, ait pu se conserver toujours au même point ? En effet, la vue courte peut provenir aussi bien de la position respective des parties de l'œil, et surtout de la rétine, que de la forme des humeurs réfringentes ; elle peut provenir d'*un degré moindre de sensibilité de la rétine*, d'une ouverture moindre de la pupille, etc. ; mais il est vrai que, pour ces deux espèces de vues courtes, les verres concaves sont inutiles et même nuisibles. » On peut aisément démontrer qu'ils sont nuisibles à tous les myopes.

De même que ce vice de la vue peut être le produit d'une maladie, de même aussi on l'a vu disparaître, surtout lorsqu'il n'est pas à un degré qui ne laisse plus d'espoir. Un exercice libre et répété des yeux sur une campagne agréable et variée, un air vif, un beau ciel, l'habitude de considérer les objets lointains, peuvent rendre aux yeux leur force primitive. Il n'était pas rare de voir, dans les troupes, la vue de plusieurs conscrits myopes se fortifier au point de se rétablir entièrement, tandis que, livrés dans les villes à des occupations fatigantes pour les yeux, cette affection eût augmenté à coup sûr. Depuis longtemps on a remarqué que les montagnards, les chasseurs, les marins, n'avaient jamais la vue basse. Le Vaillant raconte, dans un de ses Voyages d'Afrique (tom. 2), que les Hottentots qui l'accompagnaient avaient la vue si *perçante* qu'ils distinguaient aussi bien que lui les objets les plus éloignés, quoiqu'il se servît d'une longue-vue excellente. Il pense, avec raison, qu'ils devaient cet avantage au continuel exercice de ce sens. « Moi-même, ajoute-t-il, j'avais dans ma jeunesse la vue faible et si basse que j'étais obligé d'approcher très près de mon nez le livre que je lisais; mais les courses que j'ai faites, la chasse, la nécessité où je me suis trouvé de fixer de loin les objets que je désirais, m'ont rendu la vue aussi bonne que qui que ce soit. » Il nous serait très aisé d'accumuler les exemples de pareilles améliorations de la vue, qu'il est de toute impossibilité d'attribuer à l'aplatissement gradué du cristallin, de la cornée, ou à quelque autre cause de ce genre.

Les premiers physiciens qui établirent pour cause de la myopie quelque changement de forme ou de situation dans les parties constitutives de l'œil furent forcés d'admettre et admirent en effet que ce vice se corrige *avec l'âge* par l'*aplatissement* du *cristallin* et de la cornée, d'où est venu le préjugé que les vues basses sont les meilleures (1). Mais nous pouvons avancer avec une pleine et entière assurance que c'est se livrer à une supposition tout-à-fait vaine et illusoire. Depuis plus de trente ans, j'ai observé attentivement bien des vues myopes, aucune ne s'est corrigée par l'âge; et moi-même, plus que sexagénaire, ma myopie est aussi forte, aussi prononcée que dans mon jeune âge. Admirons toutefois combien est séduisante une théorie lorsqu'elle semble expliquer tout. L'expérience ne prouve-t-elle pas au contraire chaque jour que cette affection visuelle est à peu près incurable, qu'elle *ne diminue jamais*, si même elle ne s'augmente par les progrès de l'âge, surtout quand on fixe éternellement ses yeux sur des objets fins, déliés, vivement éclairés, ou qu'on fait un usage fréquent des instruments d'optique? Qu'y a-t-il de plus commun dans nos grandes villes que des vieillards à vue basse? Qui peut ignorer que,

(1) Plempius (ouvrage cité, pag. 160) dit qu'il n'espérait plus être guéri que par l'âge : *Quâ spe, in myopsi meâ me consolor.* « C'est dans cet espoir que je me console de ma myopie. » Mais ce fut en vain.

parmi les artistes et les gens de lettres qui meurent à Paris dans un âge plus ou moins avancé, il s'en trouve au moins un tiers de myopes? Or il suffit d'en interroger de l'âge de cinquante ou soixante ans pour s'assurer si, parvenus à cette époque de la vie, la portée de leur vue est plus grande que dans la jeunesse ou l'âge mur. Loin de là, on voit souvent la maladie s'augmenter, se terminer par un affaiblissement total de l'organe et même par la cécité. Entre des milliers d'exemples, nous en choisirons quelques-uns assez remarquables. Le fameux astronome de Lalande est mort octogénaire et ayant la vue extrêmement basse; à aucune époque de sa vie son point de vision ne s'est allongé. Delille avait la vue courte dès sa plus tendre jeunesse. Ce vice, loin de se corriger dans l'âge mûr, fit de tels progrès, que ce poète célèbre devint tout-à-fait aveugle, et eut encore cela de commun avec Homère et Milton. Le marquis de l'Hôpital, La Motte, Piron (1)

(1) On sait que l'auteur de la *Métromanie* avait la vue extrêmement basse. Rêvant à des vers dans la campagne, il fit une chute dangereuse. Un M. de Saint-Martin fit dresser, dans l'endroit même, un poteau avec quatre P, ce qui voulait dire: *Piron pensant pensa périr.*

et une foule d'autres hommes célèbres dans les sciences, les beaux-arts et les belles-lettres, ne feraient qu'accroître nos preuves. Que tout individu atteint de myopie ne se berce donc plus de l'espérance de voir ses yeux se fortifier avec les années, à moins que de bonne heure il ne prenne le sage parti de n'en jamais faire un usage forcé.

Ce défaut de la vue tient tellement à un état nerveux quelconque, qu'on a cru observer depuis longtemps une sensibilité très vive, un développement marqué des facultés intellectuelles, chez les personnes qui en étaient affectées, bien que cette assertion souffre une infinité d'exceptions. Il semble en effet que la myopie soit particulière aux savants, aux gens de lettres, aux artistes et à toutes les personnes qui, dans les classes élevées de la société, sont douées d'une grande susceptibilité nerveuse. Nous avons fait la remarque que les quatre plus grands écrivains du siècle dernier, Rousseau, Montesquieu, Buffon et Voltaire, en furent atteints (1). Frédéric II

(1) « Méditez cela; nous autres, qui avons la vue basse, nous sommes plus faits pour la méditation que les autres hommes qui sont distraits par les objets. » (Voltaire, Corresp. générale, 1764, à mad. Dudeffant.)

était aussi myope; Napoléon (1) lui-même n'en fut pas exempt. Le docteur Gall observe à ce sujet que les personnes qui ont les yeux saillants ont ordinairement la mémoire fort étendue; c'est pourquoi il a placé le sens des mots dans la partie supérieure de l'orbite. Au reste, quoiqu'il fût ridicule d'assurer qu'on a de l'esprit et du talent par ce seul motif, il y a pourtant cent probabilités contre une qu'un myope n'est point un sot. Nous exposons des faits sans nous permettre aucune explication.

D'après ce que nous venons de dire, on voit clairement pourquoi cette altération d'un organe aussi délicat que l'œil est devenue si commune aujourd'huî; car les causes qui les produisent sont aussi nombreuses que variées parmi nous. Sous ce rapport, on peut dire que la *myopie* est un des signes qui annoncent un très haut degré de civilisation. Si elle était plus rare chez les anciens, c'est que leur

(1) « Là, couché sur ses cartes dont sa vue courte, comme celle d'Alexandre-le-Grand et de Frédéric II, le forçait de se rapprocher ainsi, Napoléon suivait des yeux l'armée russe, etc. » (*Histoire* de Napoléon et de la grande armée en 1812, par le général comte de Ségur, tom. Ier, page 179.)

manière de vivre était en tout opposée à la nôtre, outre qu'ignorant l'usage des verres, ils n'exercaient que leurs yeux. On la voit plus souvent chez les habitants des villes que chez ceux de la campagne. Il serait peut-être impossible d'en trouver un exemple parmi les sauvages, les peuples nomades, les Tartares, les Arabes vagabonds. Nous n'avons jamais vu un seul myope en Dalmatie, chez les Morlaques, les Albanais, les farouches Monténégrins, bien que leurs yeux soient continuellement frappés d'une vive lumière réfléchie par les rochers dont le pays est couvert. L'Allemagne, la France, l'Angleterre et l'Italie sont de toutes les contrées celles où l'on trouve le plus grand nombre de vues basses: on en sent la raison.

Une des principales causes qui ont rendu la myopie si fréquente dans ces pays, c'est l'abus qu'on a fait des verres concaves. C'est ici le lieu de répondre à une objection qu'on ne peut manquer de faire. Puisqu'avec des verres concaves, dira-t-on, un myope distingue mieux les objets qu'à l'œil nu, rien de plus évident qu'il y avait une trop grande divergence de rayons lumineux. On voit de suite la conséquence; mais, en mesurant bien la force de cette objection, on s'apercevra qu'elle se réduit à peu de chose. En effet, comment voit-on les objets à travers un verre concave ? Nous l'avons déjà dit, ces objets paraissent plus éloignés, plus petits et surtout *plus éclairés* que dans l'état naturel. Cette dernière condition est très essentielle à remarquer ; car c'est précisément cette intensité de lumière, cette vivacité de rayons lumineux qui fait, selon nous, qu'on distingue mieux les objets à l'aide d'un verre concave qu'à l'œil nu. Mais alors la sensibilité de la rétine se trouve puissamment excitée ; par une sorte de compensation, cette vive lumière, résultat de l'action de ce verre, en fait aussi les inconvénients et le danger ; inconvénients toujours proportionnés au degré de la concavité du verre. Qu'un myope fasse usage de deux verres d'une concavité inégale, il ne tardera pas à s'apercevoir que celui dont la concavité est moindre ne fatigue pas autant que l'autre, qu'il est d'*un effet plus doux*, par conséquent moins préjudiciable à la vue. Il est même possible de changer ainsi une bonne vue en myope. Donnez à un homme dont la vue sera excellente un verre d'une légère concavité ; d'abord il distinguera moins bien les objets qu'avec ses yeux non armés ; bientôt il s'y accoutumera si bien que non-seulement leur usage ne l'incommodera plus, mais lui deviendra même indispensable ; augmentez ensuite graduellement la concavité, et vous verrez que l'organe s'altérera suivant exactement les mêmes proportions. De sorte que cet individu, doué d'une très bonne portée de vue, sera affecté au bout de quelques années d'une myopie complète, et finira par n'employer que des verres du plus court foyer. N'est-il pas constant que beaucoup de jeunes gens doués d'une excellente vue, mais voulant adopter une mode aussi bizarre que pernicieuse, ou se trouvant dans l'obligation de faire un service militaire, se sont gâté la vue par l'usage inconsidéré des besicles à verres concaves? Il y en a même qui parviennent en peu de temps à un degré de myopie effrayant. Il est manifeste qu'alors la vue courte ne dépend pas plus du renflement du cristallin, de la cornée, que de l'allongement de l'œil, etc., etc. N'est-il pas plus simple de penser que l'impression de la lumière étant vive et habituelle, il se fait un épuisement successif de la sensibilité, d'où dépend l'accroissement de la maladie? Haller lui-même ne peut s'empêcher de reconnaître cet effet des verres; il dit positivement: *Oculi verò ab eorum vitrorum usu dolent, et sensim occallescunt... Quarè cavendum est à vitris nimis concavis, quæ morbum augent dùm* RETINÆ SENSUM MINUUNT (1). (*Élem. phys.*, t. 4, *Visus.*) En conséquence, nous posons comme axiome inattaquable que s'accoutumer au foyer d'un verre n'est autre chose que consumer la portion de sensibilité proportionnée à sa concavité; si on augmente celle-ci, l'excitement devient plus fort, mais l'organe dépérit plus vite. Voilà pourquoi la plupart des personnes qui ont la vue basse sont toujours disposées à changer de verres.

Quelques savants ont pensé que la myopie reconnaissait pour cause tantôt la convexité extraordinaire du cristallin, tantôt une sensibilité moindre de la rétine; c'est, entre autres, l'avis de Buffon : tant il est vrai que des faits avérés embarrassent souvent les systématiques. Mais que deviendrait, dans cette dernière cause, la trop grande convergence

(1) « Les yeux souffrent par l'usage des verres et s'altèrent peu à peu..... C'est pourquoi il faut se méfier des verres trop concaves qui augmentent la maladie en *diminuant la sensibilité de la rétine.* »

des rayons lumineux, condition sans laquelle on suppose qu'il n'existe point de vue courte? En second lieu, comment distinguer les cas où il y a altération de la sensibilité de ceux où il n'existe qu'un simple changement de forme dans les humeurs? Enfin il est prouvé, par une expérience journalière, que l'effet des verres concaves est absolument le même sur tous les myopes, ce qui démontre que la cause est une.

L'ablation du cristallin dans l'opération de la cataracte ne peut fournir un argument en faveur de ceux qui attribuent la myopie à la convexité de ce corps. Si les personnes qu'on a opérées ont besoin d'un verre convexe, ce n'est que dans les commencements, et pour diminuer l'exquise sensibilité de la rétine, depuis longtemps soustraite à l'action de la lumière; mais ce verre dans la suite leur devient plus préjudiciable qu'utile. Je puis assurer positivement qu'un presbyte opéré de la cataracte ne voit pas les objets à une plus grande distance qu'auparavant. On sait d'ailleurs que le cristallin n'est pas d'une nécessité absolue pour la vision.

Certains observateurs ont aussi remarqué qu'après l'opération de la cataracte on a vu quelquefois la presbytie succéder à la myopie; mais, outre que ce cas est très rare, s'il a jamais existé, cette dernière affection a toujours fini par reparaître. Cela est si vrai que, pour expliquer ce phénomène, on a supposé qu'une portion du corps vitré passait à travers le chaton qui recevait le cristallin, et qu'elle remplaçait ainsi ce corps en formant un prolongement lenticulaire, supposition tout-à-fait gratuite, et que ne constate aucun fait positif.

Cette théorie de la myopie, telle que nous venons de l'exposer, fait clairement voir pourquoi la vue basse s'altère si facilement; pourquoi la goutte sereine, l'amblyopie, l'héméralopie, la cataracte, en sont si souvent le résultat. Qu'on prenne vingt myopes et vingt personnes d'une vue ordinaire, qu'on les observe pendant une période de dix à vingt ans, et l'on verra quelles sont les premières à se plaindre de leur vue. Est-il possible d'expliquer ces phénomènes par la simple et unique réfraction des rayons lumineux? Au reste, nous défions un esprit juste, sans préjugés scolastiques, de donner, à l'aide de la théorie des physiciens, une solution satisfaisante des quatre questions suivantes :

1° Comment n'a-t-on jamais pu indiquer

sur le cadavre telle ou telle structure organique de l'œil, assignée cnmme cause de la myopie?

2° Comment un presbyte peut-il devenir subitement myope par une maladie, sans que la conformation de l'œil ait varié?

3° Comment des verres concaves peuvent-ils être nuisibles, altérer la sensibilité de la rétine?

4° Comment, enfin, ce vice de la vue ne se corrige-t-il à aucune époque de la vie, ainsi qu'on l'a vainement prétendu?

Au reste, quelle que soit notre conviction à cet égard, nous sommes toujours disposé à reconnaître la vérité, quand on nous l'aura démontrée d'une manière évidente, authentique, fût-elle contraire à notre opinion.

FIN.

TABLE

DES CHAPITRES.

	Pages.
CHAPITRE PREMIER. — Considérations générales.	1
CHAP. II. — De la négligence qu'on apporte en général à la conservation des yeux.	9
CHAP. III. — Comment les yeux s'affaiblissent, principe fondamental des soins qu'ils exigent.	15
CHAP. IV. — Soins d'hygiène générale relatifs à la vue.	22
CHAP. V. — Règles particulières.	49
CHAP. VI. — Soins des yeux selon les âges.	60
CHAP. VII. — Principes relatifs à l'usage des verres.	65
CHAP. VIII. — Du choix des verres.	76
CHAP. IX. — Des lumières artificielles.	84
CHAP. X. — Conduite à tenir dans les cas d'accidents ou de maladies légères des yeux.	89
Considérations sur les causes de la myopie.	100

www.ingramcontent.com/pod-product-compliance
Ingram Content Group UK Ltd.
Pitfield, Milton Keynes, MK11 3LW, UK
UKHW031912260826
14628UKWH00003B/1146

9 782014 024999